博士
絶対
おすすめ!

［山口式］

自力で白内障・緑内障・黄斑変性を治す本

回生眼科院長
山口康三

主婦の友社

【視力チェック表】

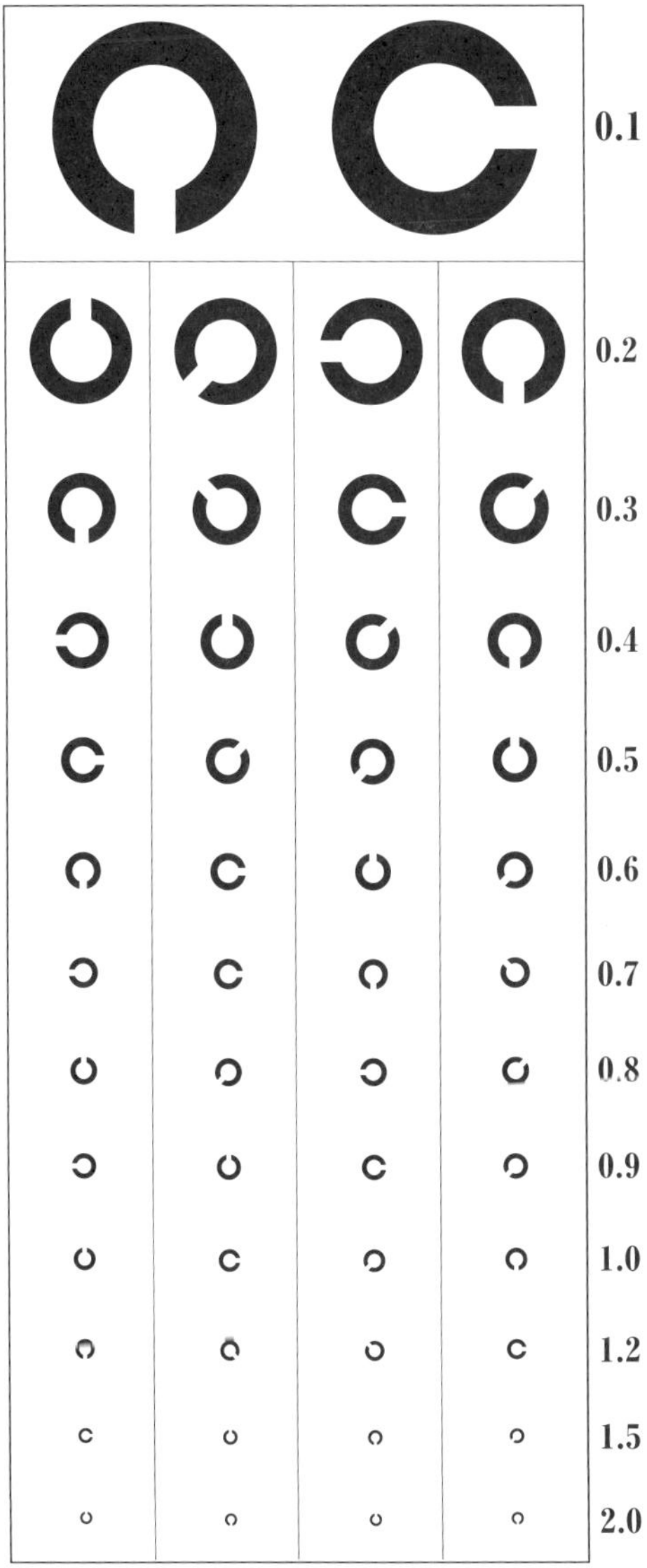

【視力チェック表】の使い方

1.3m離れて、片方の目を手のひらでおおい、片目ずつチェックしてください。

※表は自宅用の簡略版です。視力検査は必ず医療機関で受けましょう。

【乱視チェック表】

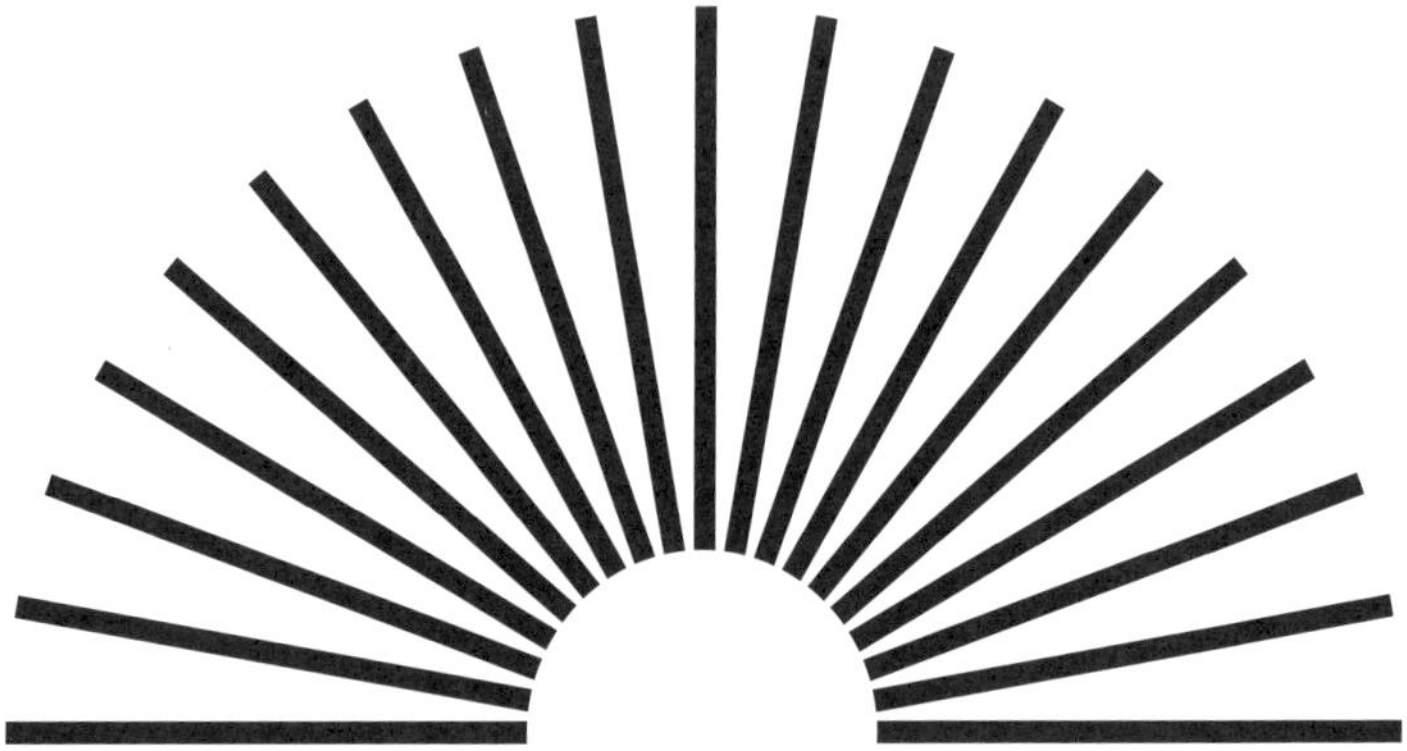

【乱視チェック表】の使い方

30㎝程度離れ、片目ずつ放射線を見ます。放射線に濃淡があったり、二重に見えたりするところがあると乱視が疑われます。

【3点凝視カード】

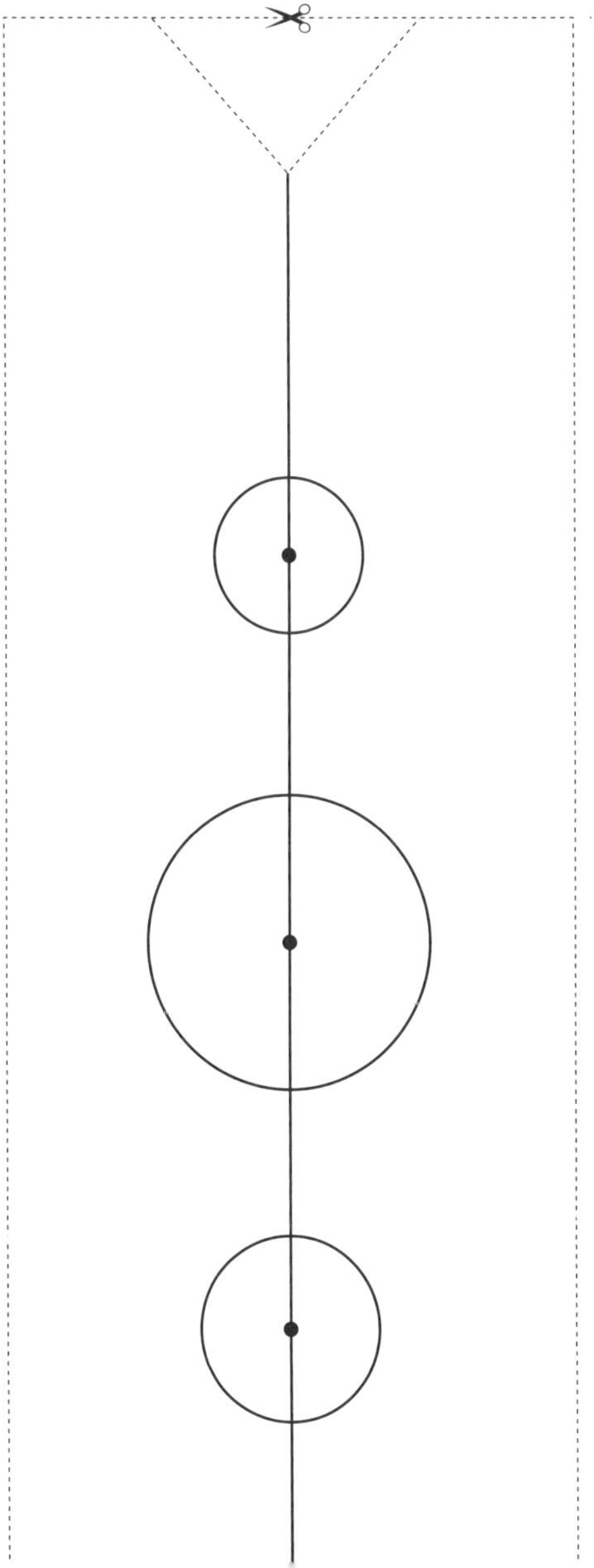

【3点凝視カード】の使い方

❶切り取り線にそって、ていねいに切り離してください。
❷三角の部分を鼻に当て、カードと顔が直角になるようにします。顔はまっすぐ前方を見て動かさないようにしましょう。
❸一番遠くにある円の中を1秒間凝視してください。中心の直線が円の真ん中でクロスし、点を頂点にした三角形が見えればOKです。
❹真ん中と手前の点も同じように1秒間ずつ凝視します。
❺③～④を1セットとして3回繰り返してください。1日にそれを2回行います。

【ジグザグポスター】

目標時間
各10秒

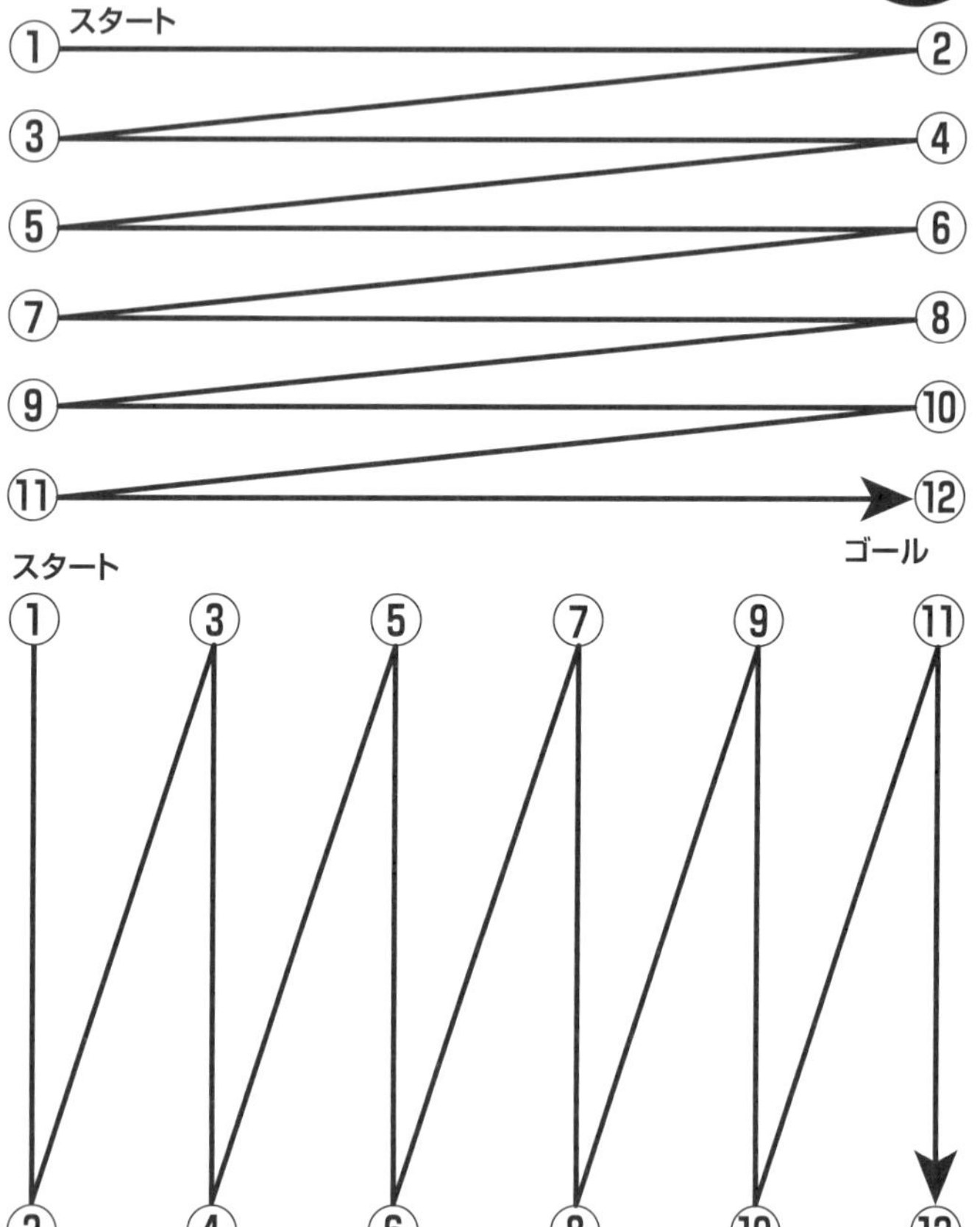

【ジグザグポスター】の使い方

❶顔から30～50㎝離して、顔は動かさないように①から⑫までの数字を順に目で追っていく
❷左右、上下各10秒間を目標にして、朝晩1回ずつを目安に行う
❸慣れてきたら、なるべく早く視線を動かす。ポスターの向きを斜めにしたり、逆方向から目で追ってみてもいい

【ぐるぐるポスター】

目標時間
10秒

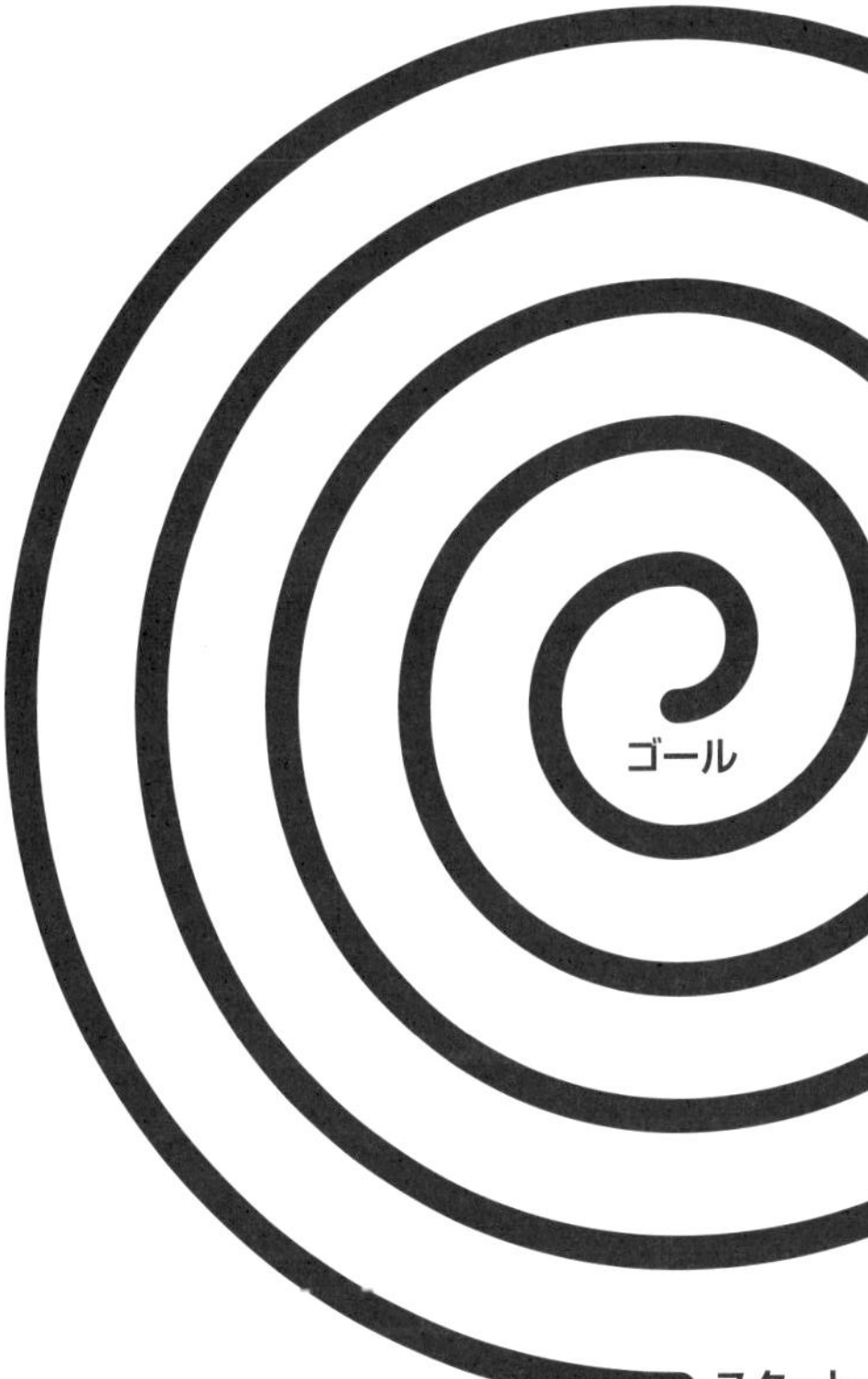

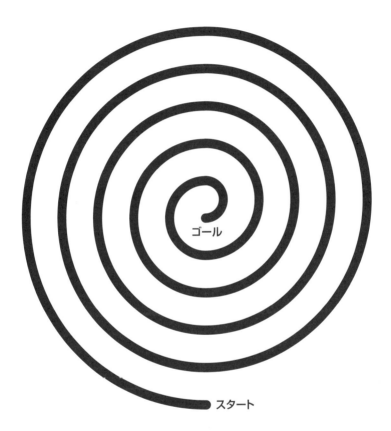

【ぐるぐるポスター】の使い方

❶顔から30～50㎝離して、顔は動かさないようにスタートからゴールまでの線を目で追っていく
❷10秒間で終わるのを目標にして、朝晩1回ずつを目安に行う
❸慣れてきたら、なるべく早く視線を動かす。逆方向から目で追ってみてもいい

【季節絵なぞり】

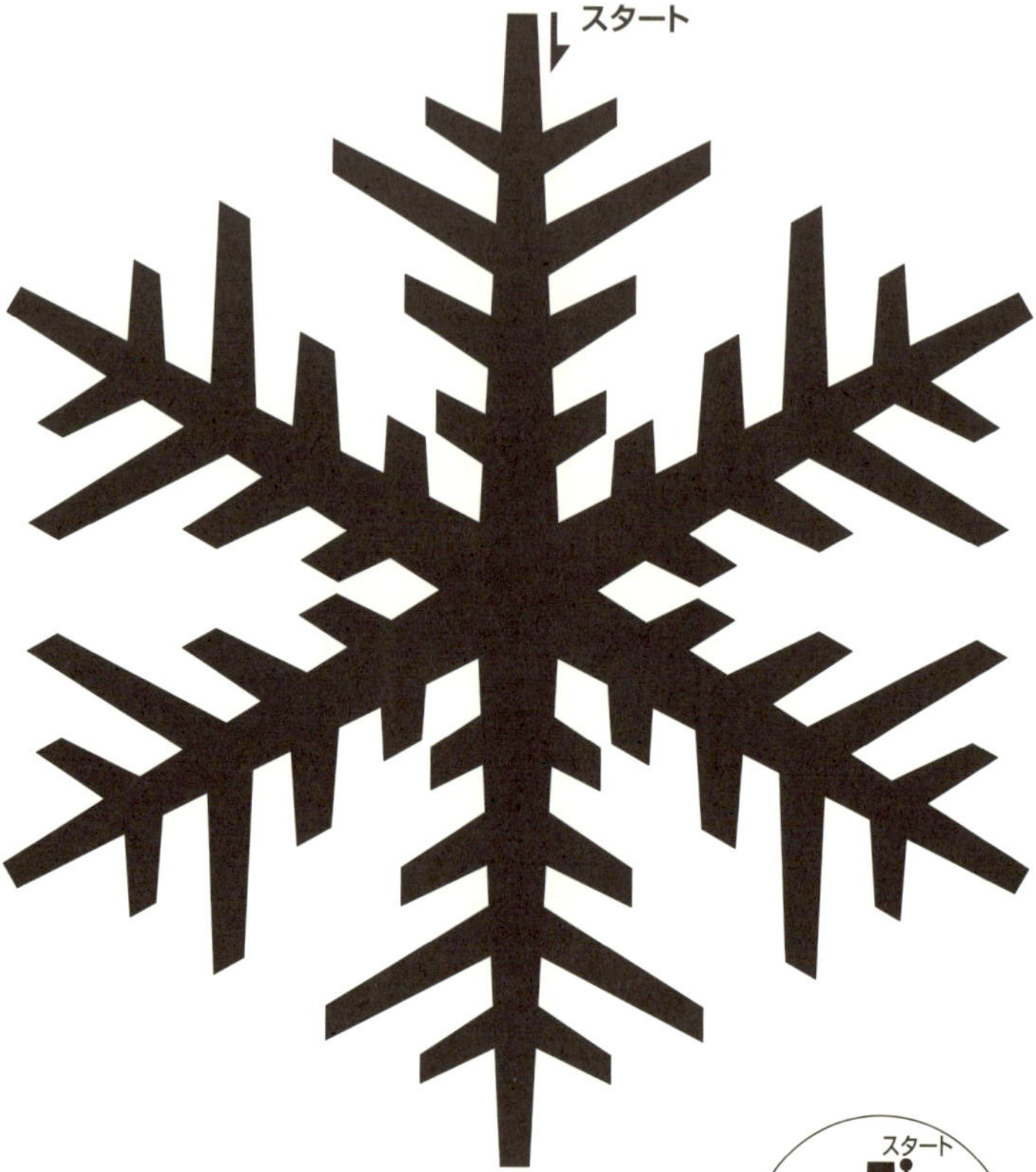

【季節絵なぞり】の使い方

❶【季節絵なぞり】の中心が自分の顔の中心に合うように持ってください。このとき【季節絵なぞり】と顔の間は50㎝ほど離れるようにして、眼鏡やコンタクトレンズをしている人ははずして裸眼で行います

❷片目を手でふさいで、顔を動かさずに目で絵を時計回りになぞります。1周したら逆回りも同様になぞって1セット。これを両目とも朝晩1セットずつ行いましょう

目次

Part 2 〈視力超回復食〉食べるだけ、飲むだけで衰えた視力をここまで復活できる 83

Part 3 〈生活対策集〉目の生活習慣病をぐんぐん改善する生活習慣のコツ

Part 4 白内障・緑内障・黄斑変性・糖尿病網膜症を改善するために何が必要かがわかる50問50答 147

PART 1

〈視力再生5日間ドリル〉

このドリルで気になる視力減退をみるみる解消しよう

【視力チェックと基本トレーニング】

【視力チェック表と乱視チェック表】の使い方

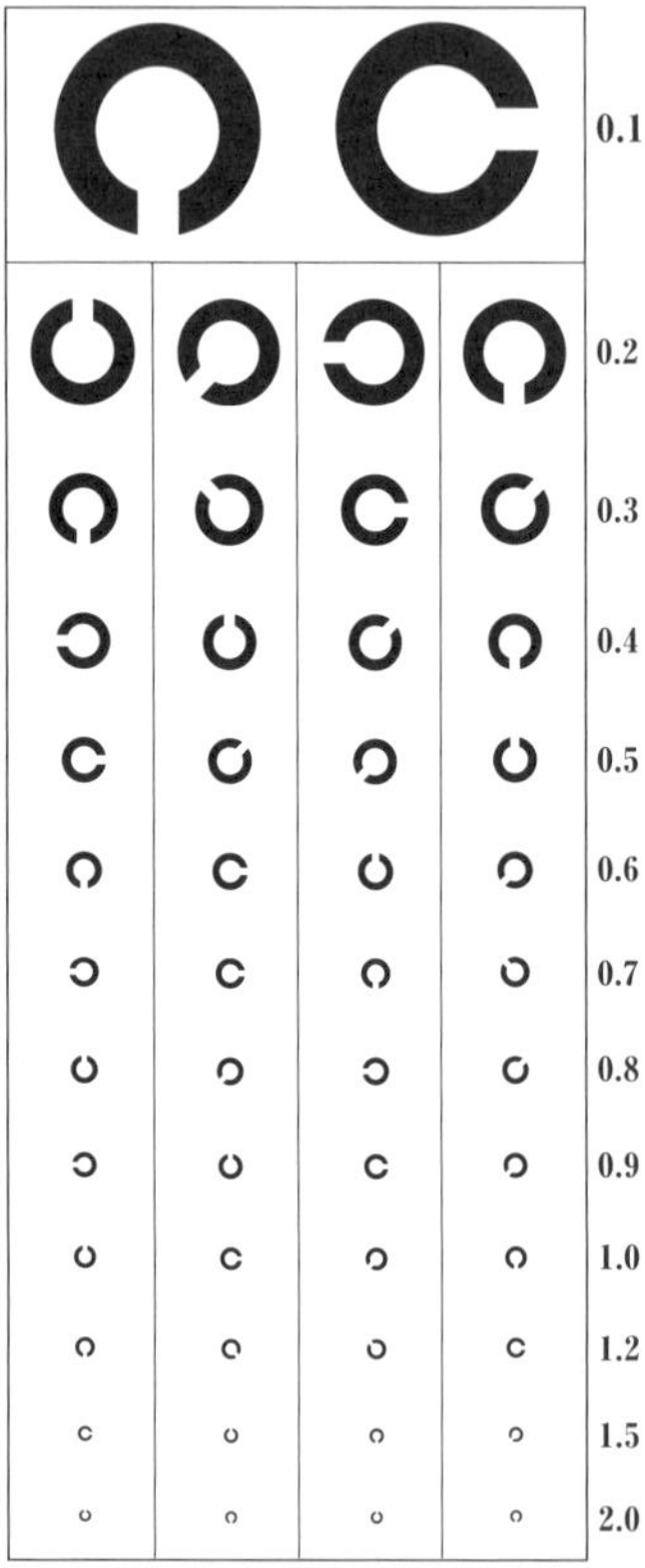

【視力チェック表】

1 明るい部屋の壁に、目線の高さに合わせて【視力チェック表】を貼る

2 壁から1.3m離れたところに立ち、左右どちらかの目を手で軽くおおう

3 Cマーク（ランドルト環）の隙間の向きを読む。横に並んだ4つのうち3つわかればよい。反対の目も行う

【乱視チェック表】

【乱視チェック表】から30㎝程度離れ、片目ずつ見る。下の図のように放射線の太さが違って見える場合は、乱視の可能性が高い。乱視がある場合、眼精疲労や頭痛を起こしやすいため、早めに眼科医を受診すること

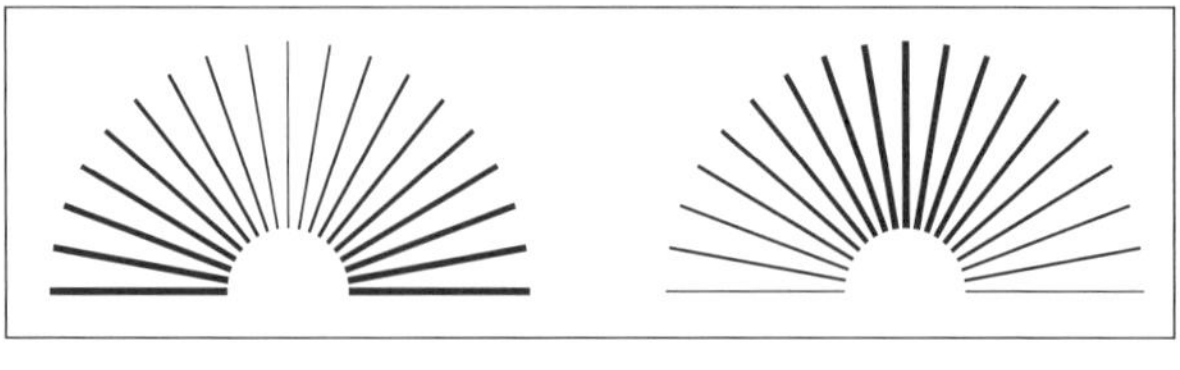

【視力チェックと基本トレーニング】

目は健康の鏡【生活習慣チェック】

生活習慣に関する下の10個の項目を読み、あてはまるものにチェックをつけよう。

	チェック
❶ 1日にパソコンを5時間以上使う	□
❷ 夜ふかしすることが多く、不規則な生活を送っている	□
❸ 食事はお腹いっぱいまで食べる	□
❹ 1日の水分摂取量が1ℓ以下である	□
❺ ストレスを感じることが多い	□
❻ 頭痛、肩こり、冷え症、腰痛などの症状がある	□
❼ 甘い物、脂っこい物をよく食べる	□
❽ 運動する習慣がない	□
❾ 便通が1日1回またはそれ以下である	□
❿ カフェインを含む飲料を好む	□

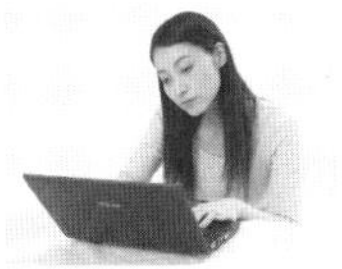

長時間のパソコンの使用は、目を酷使し、活性酸素が増える原因になる

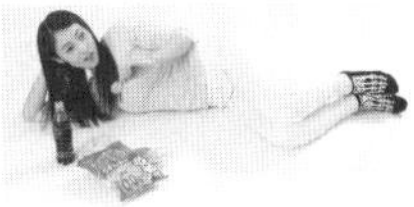

運動不足や糖分のとりすぎは、血液をドロドロにし、生活習慣病や視力低下を招く

【生活習慣チェック】の結果

チェックが2個以下の人

生活習慣は良好といえます。今の生活習慣を維持していれば眼病の心配はありません。ストレッチやトレーニングでさらに視力アップに励みましょう。

チェックが3〜5個の人

今の生活を続けていると、眼精疲労や視力低下を招く可能性があります。チェック項目が1つでも減るように、生活習慣を改善しましょう。

チェックが6個以上の人

いつ眼病にかかってもおかしくない危険な状態です。生活習慣をしっかり改善しましょう。糖尿病や動脈硬化など体の生活習慣病にも注意が必要です。

【視力チェックと基本トレーニング】

あなたの弱点は？【バランス度チェック】

最近のあなたの目の状態としてあてはまるものにチェックをつけよう。

		チェック
❶	近くの物を見た後に遠くの物を見るとき、なかなかピントが合わない	□
❷	文字を読むのに時間がかかる、または読み間違えることが多い	□
❸	暗いところで物が見えるのに時間がかかる、または見えない	□
❹	物がゆがんで見えたり、ふだん見えない物が見える	□

【バランス度チェック】の結果

❶にあてはまる人

遠近のバランスをとる毛様体筋が衰えている可能性が高いでしょう。2日目のトレーニングを重点的に取り組むと効果的です。

❷にあてはまる人

眼球を支えている外眼筋が衰えている可能性が高いでしょう。3日目のトレーニングを重点的に取り組むと効果的です。

❸にあてはまる人

目に入る光の量を調整する虹彩筋が衰えている可能性が高いでしょう。4日目のトレーニングを重点的に取り組むと効果的です。

❹にあてはまる人

目で見た情報が脳にうまく伝わっていない可能性が高いでしょう。5日目のトレーニングを重点的に取り組むと効果的です。

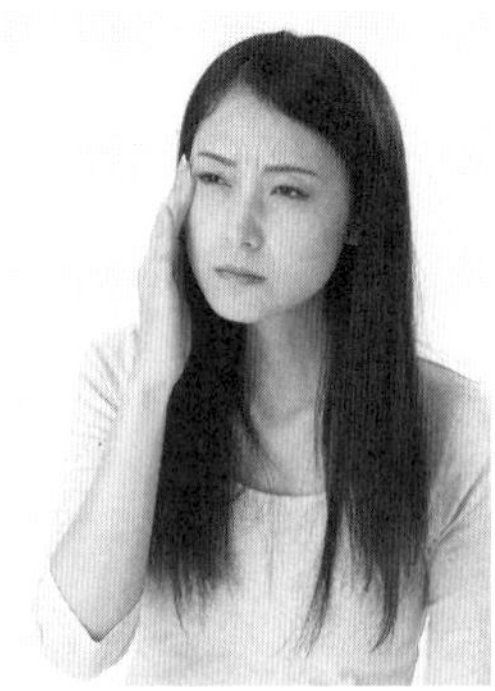

物がぼやけて見えたり、文字を読むのが遅くなるのは、目の筋肉が衰えている証拠

【視力チェックと基本トレーニング】

コリをほぐす【首のストレッチ】

視神経がつながっている首の血行不良は、目の不調の原因になる。まずは首のコリをほぐすことから始めよう。

基本の姿勢

1

両足を肩幅くらいに開いて立ち、腰に手をあて、まっすぐ前を見る。足は平行にする

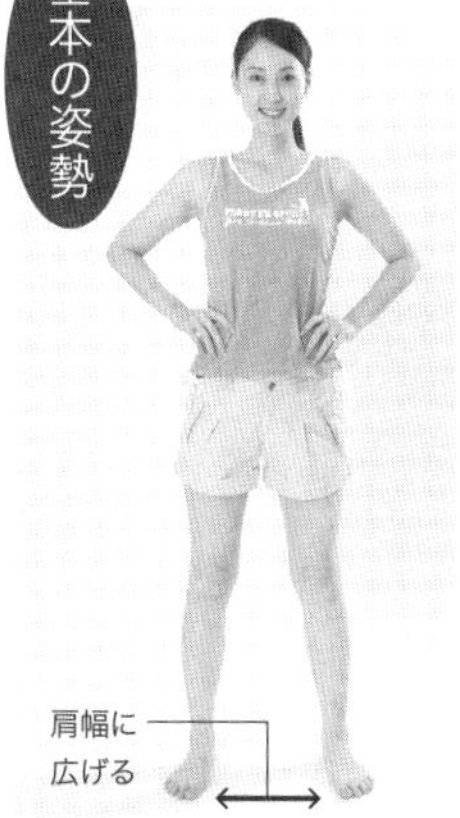

2

頭の垂直線を保ってゆっくり息を吐きながら、視線を平行に移動するイメージで顔を最大限に右へ回す。そのまま４秒キープする。①に戻り反対側も同様に行う

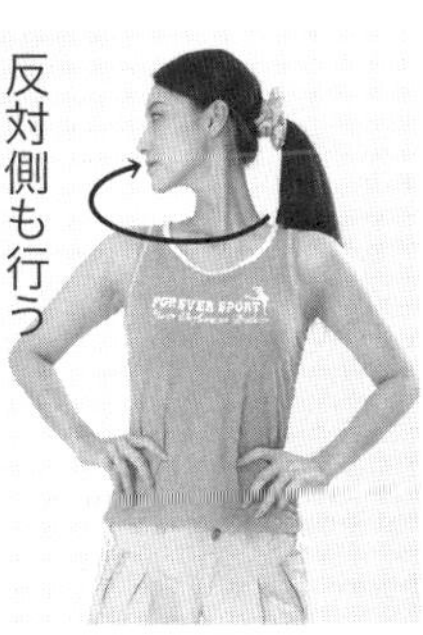

3

再び①の姿勢に戻り、ゆっくり息を吐きながら、顔をできるだけあおむける。そのまま４秒キープする

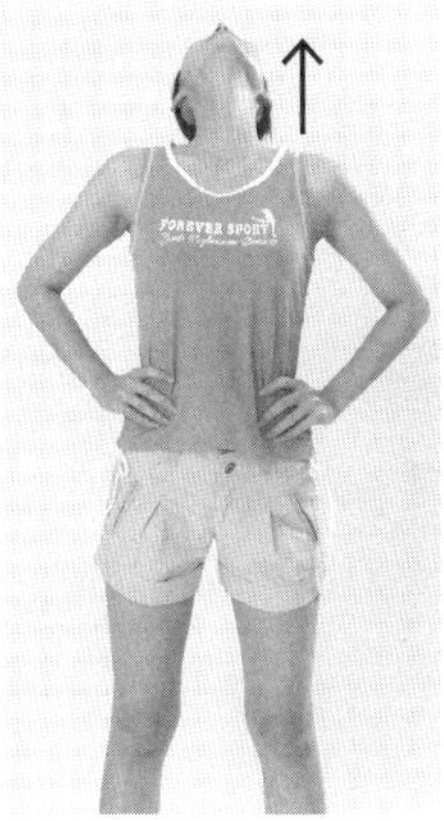

4

①の姿勢に戻った後、ゆっくり息を吐きながら、顔をできるだけうつむける。そのまま４秒キープする

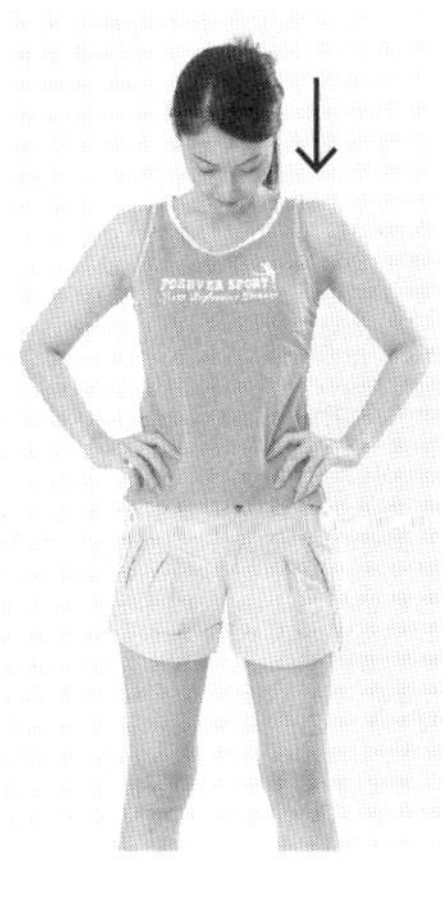

目の周りの筋肉をほぐす【あったか目マッサージ】

手の温度で目を温めた後、目の周りの筋肉をやさしくほぐすマッサージ。目をリラックスさせると同時に、血流がアップし、酸素や栄養が目に届きやすくなる。

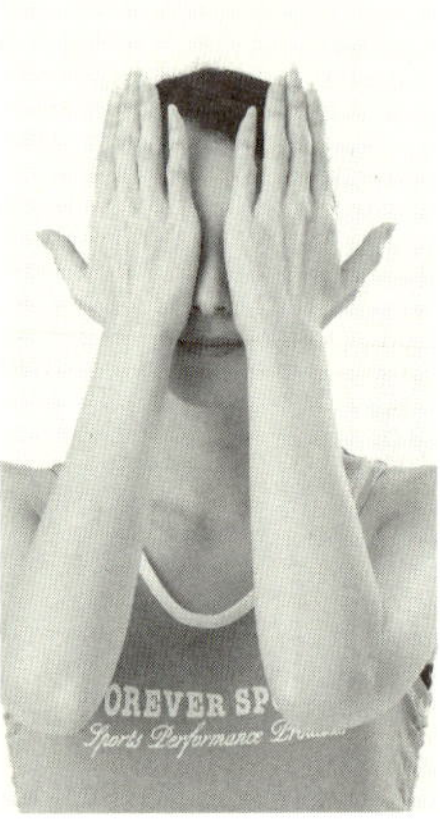

1

手のひらで目をやさしくおおい、10秒くらい目を温める。強く押さえて目を圧迫しないよう注意

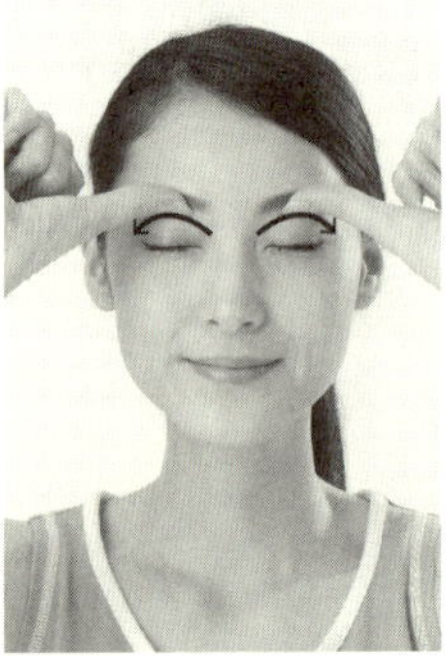

2

眉頭の下にある骨のくぼみを親指でやさしく刺激する。矢印の方向に少しずつ指をずらしながら、目の周りの骨のくぼみを刺激していく

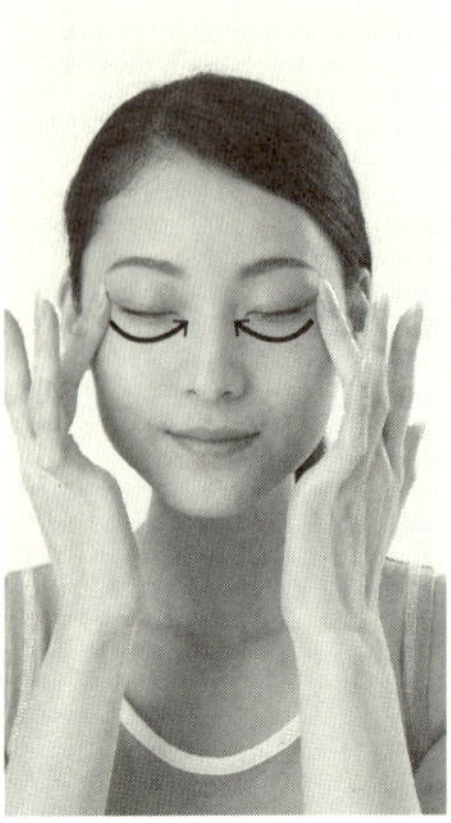

3

目尻から下まぶたも同様に行う。人差し指または中指がやりやすい。爪が目に入らないように注意

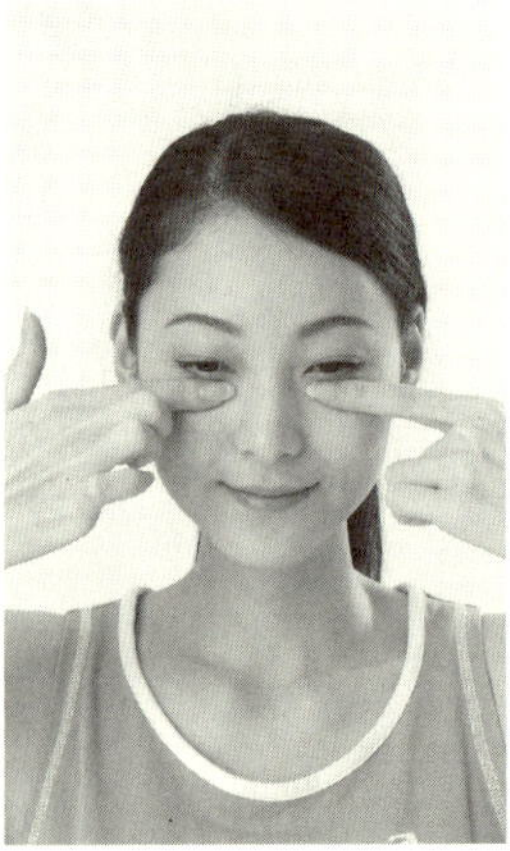

4

強く押さえると眼球を傷つける恐れがあるため、やさしく刺激すること

【視力チェックと基本トレーニング】

血行がよくなる【目玉ほぐし】

目の周りの筋肉を意識的に動かすことで、血流を促す。硬くなった毛様体筋をしなやかにする。ドライアイや肩こりにも効果的。

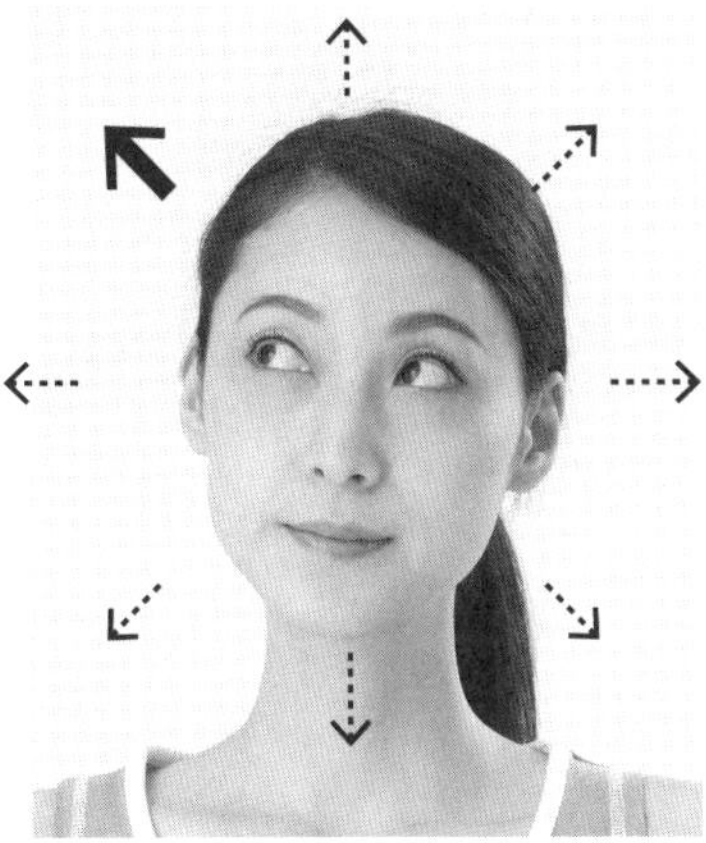

やり方

1

顔を動かさないようにして、斜め右上から右横、斜め右下、下…と時計回りに、顔の周囲の8点を1秒ずつ見つめる。顔は正面を向いたままできるだけ視線を遠くにやるのがコツ

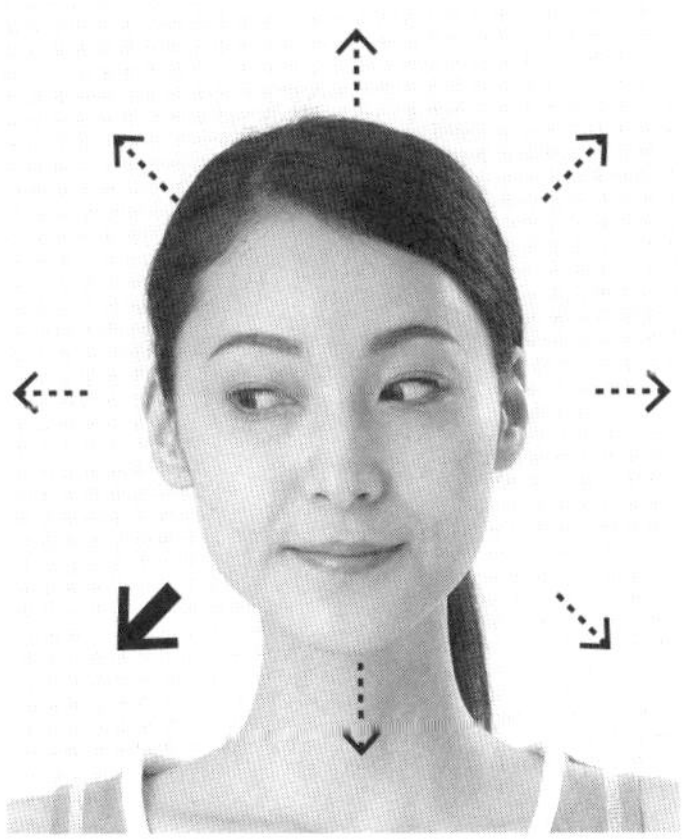

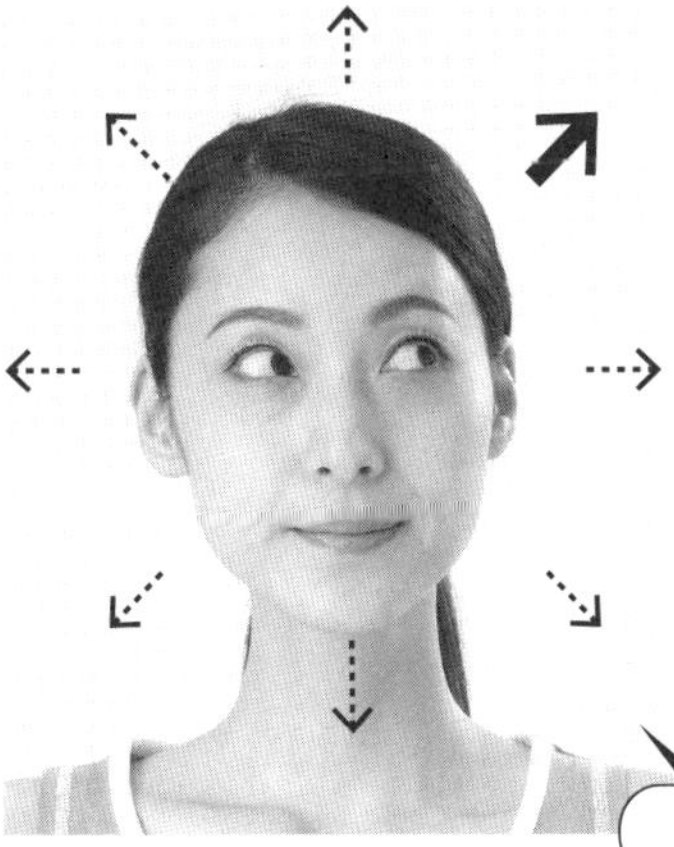

2 目の筋肉をしっかり働かせるイメージで行うとよい

反時計回りも同様に行う

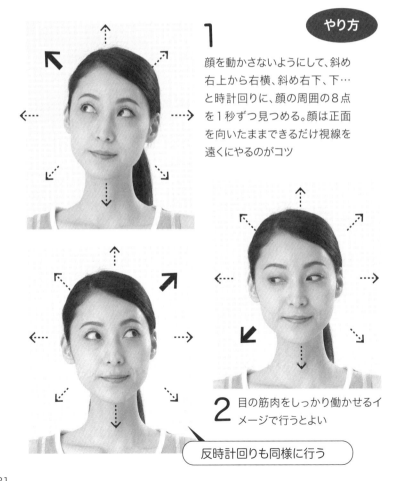

目の疲れをとる【ツボ刺激】

たくさんある目のツボの中でも、特に目の疲れに効く睛明。血流をよくして目に必要な栄養素を行き渡らせることで、白内障の予防にもなる。

刺激する位置

目頭のやや上、鼻側にある睛明。目が疲れたときに自然に手がいくところ

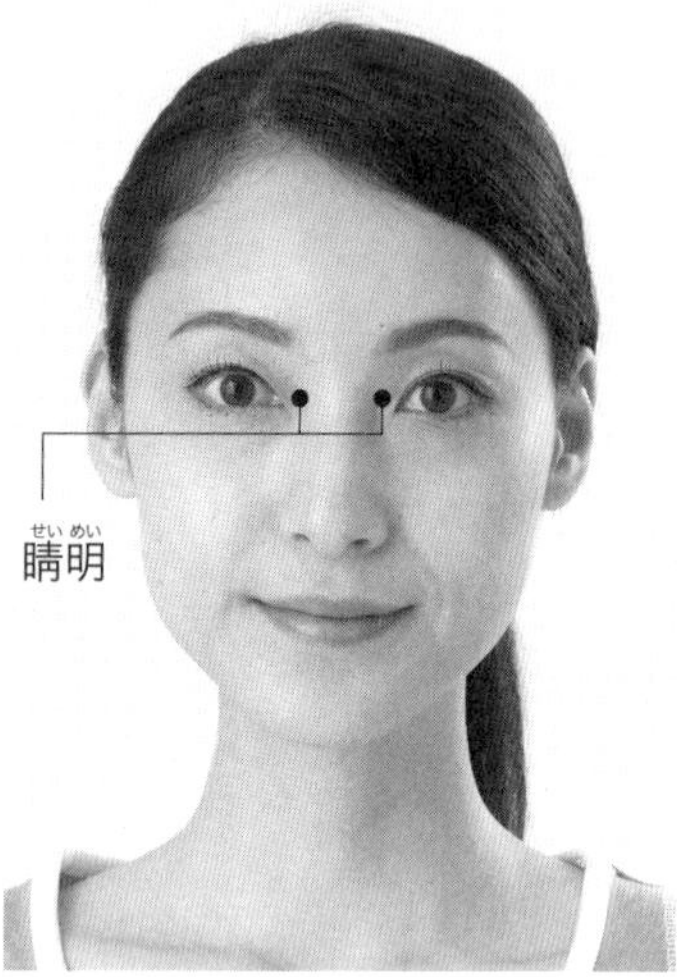

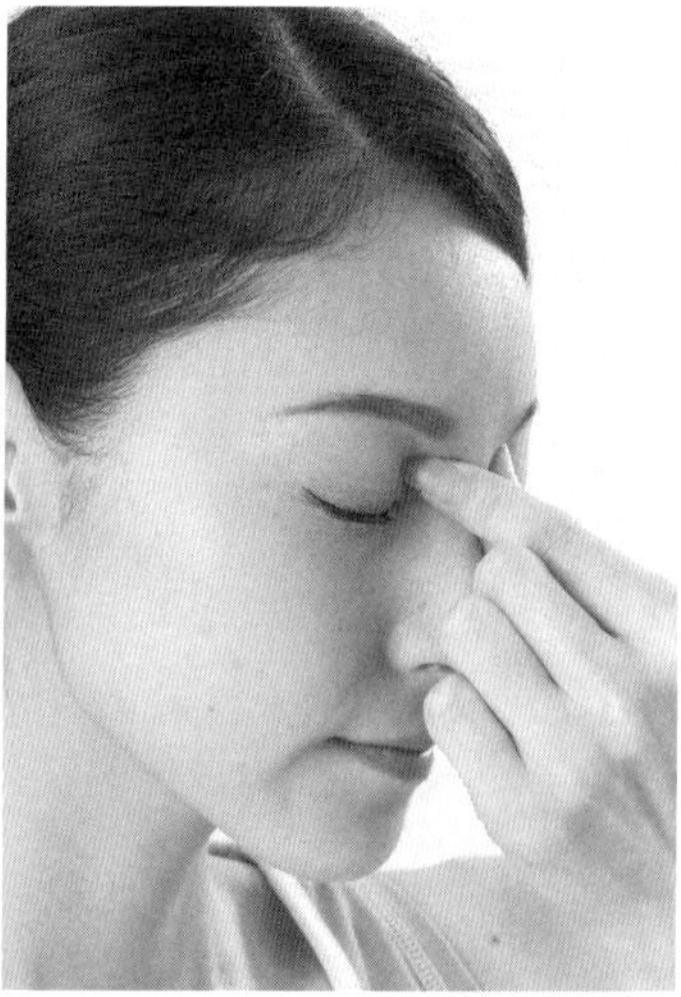

刺激する方法

片手の親指と人差し指でつまみ、気持ちいいと感じる程度の強さで５秒ほど押すとよい。眼球を押さないように注意する

【毛様体筋トレーニング】

【遠景&ペン注視法】のやり方

※毛様体筋トレーニングについては、
72ページにも解説があります。

窓やベランダ、屋外での遠景を利用する。山や遠くのビル、家など、できるだけ遠くがよい

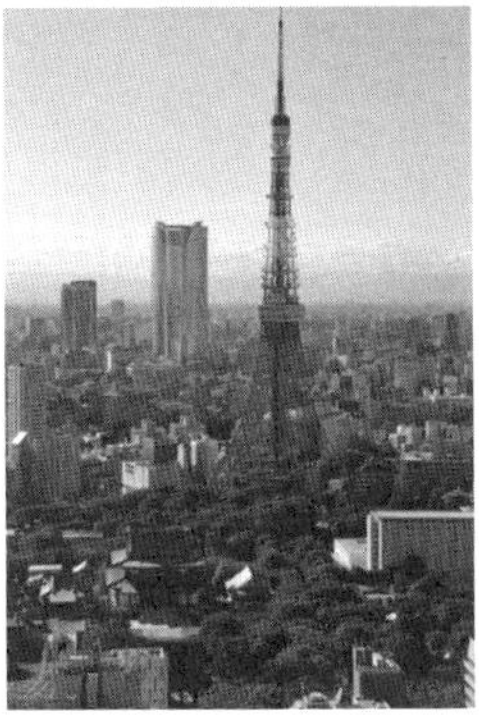

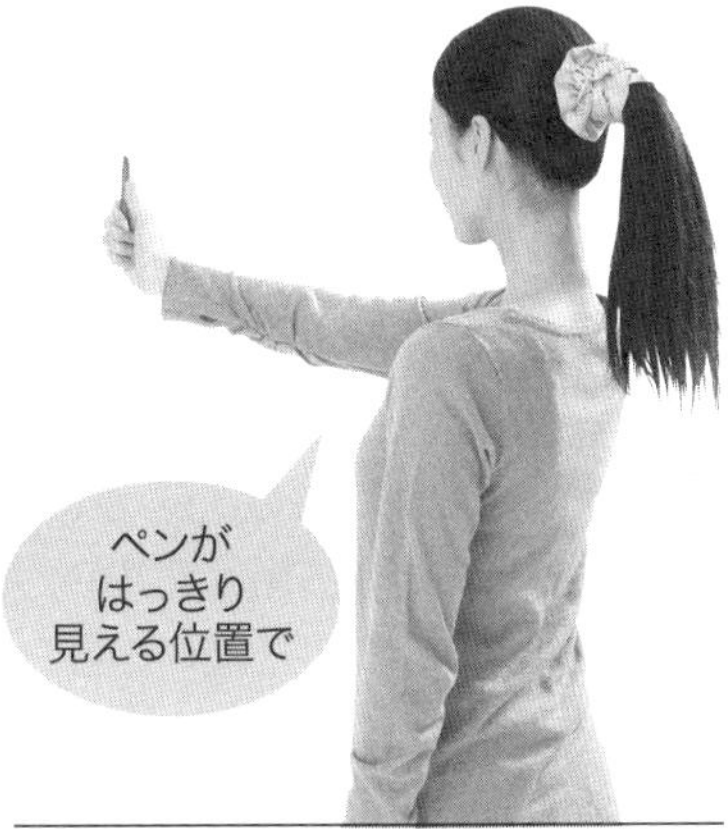

1 ペンや鉛筆を手に持ち腕を伸ばす

1回3セット
1日2回

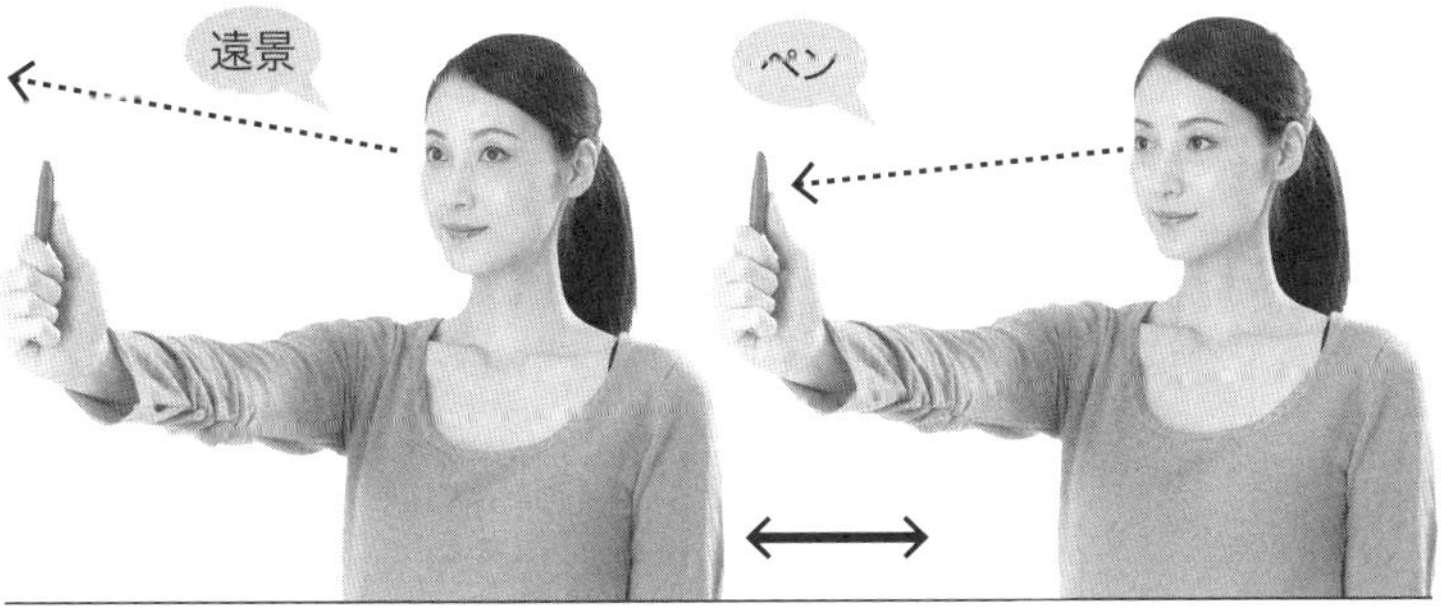

2 ペンを両目で3秒見た後、窓の外の遠景を両目で3秒見る。これを1セットとし3セット行う。ペンと遠景を意識して見ることがポイント

【毛様体筋トレーニング】

【指スライド法】のやり方

準備すること
指にランドルト環の「C」
を貼ったり、文字を書く

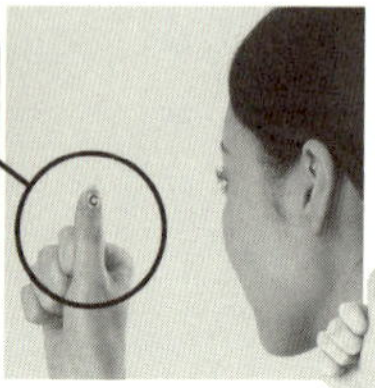

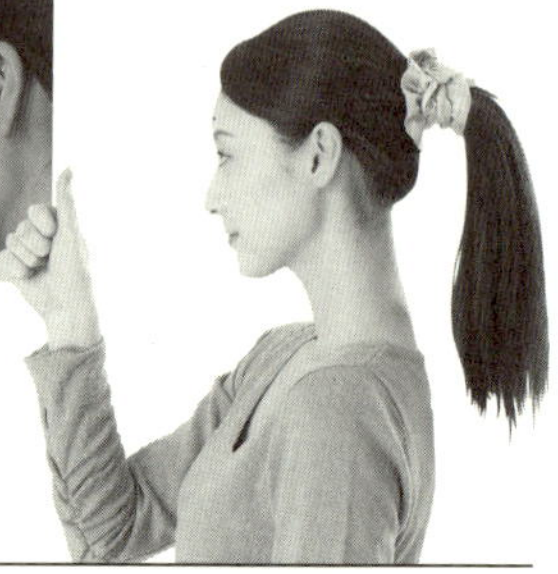

1 近視の人は指に書いた文字が両目ではっきり見える位置から、遠視の人は両目で文字がぼやける位置から始める

1秒で遠ざける

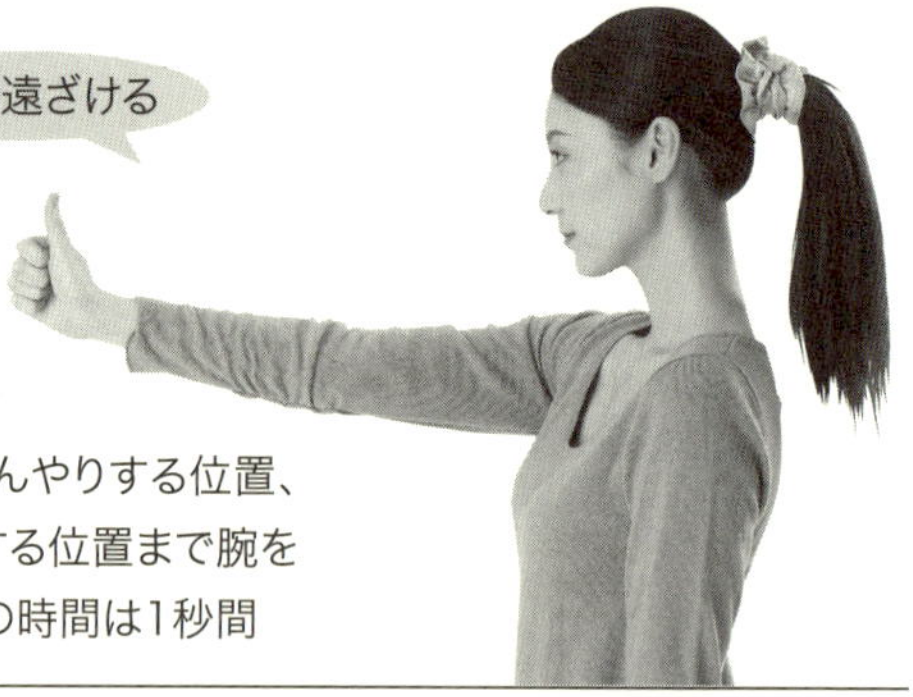

2 近視の人は文字がぼんやりする位置、遠視の人ははっきりする位置まで腕を伸ばす。遠ざけるときの時間は1秒間

3秒で近づける

1回3セット
1日2回

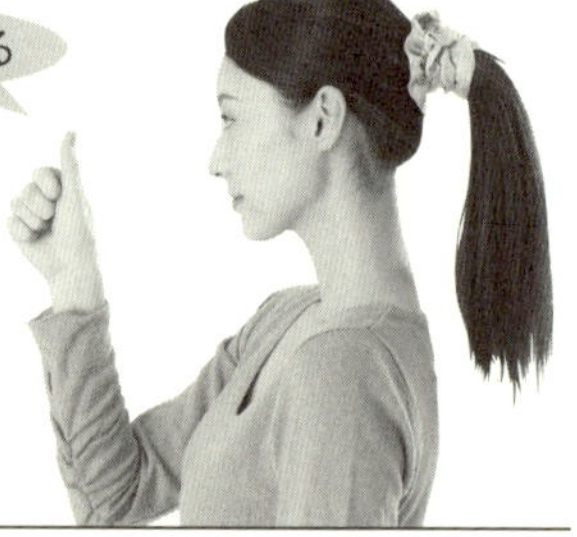

3 ①の位置まで戻す。戻すときの時間は3秒間。①～③を1セットとし3セット行う

【毛様体筋トレーニング】

【遠方凝視法】のやり方

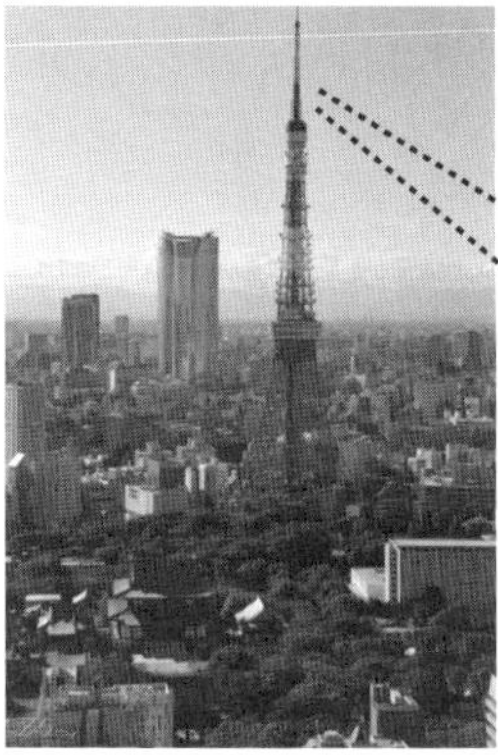

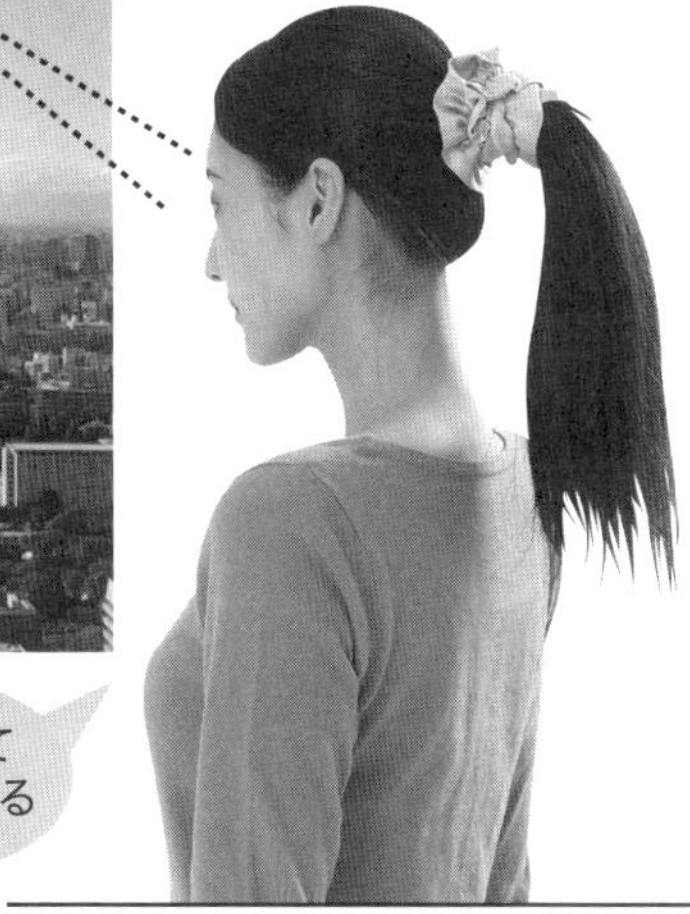

意識して
両目で見る

1

遠方にある鉄塔や星など、見えるものに焦点を合わせ、両目で凝視する。ただ見るのではなく、集中して見ること

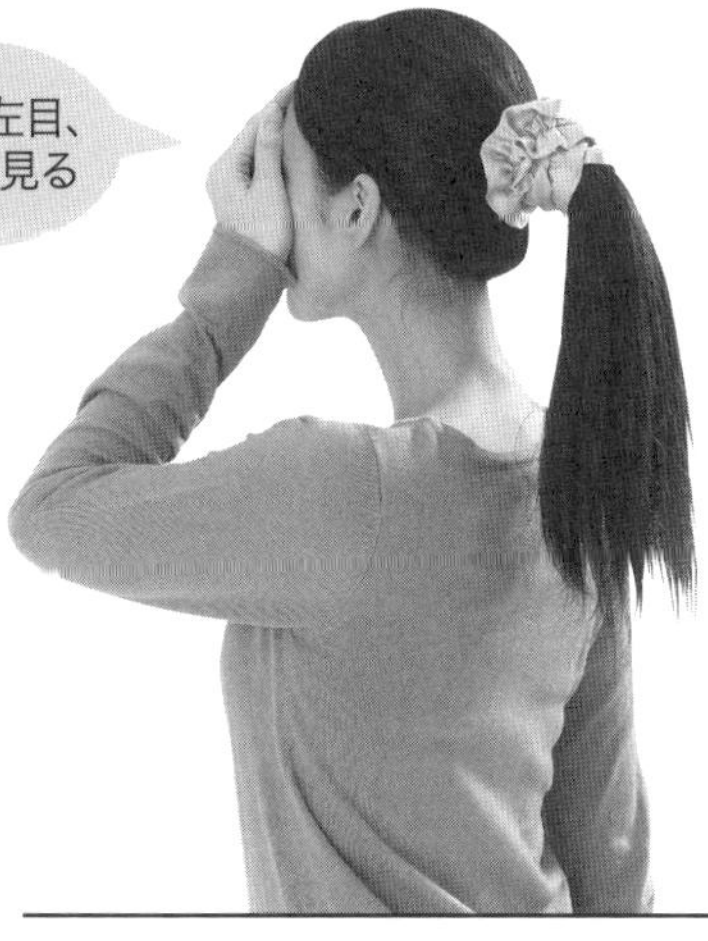

右目と左目、
交互に見る

2

方の目を手で隠して①と同じように意識して見る。もう片方も同じように

1回3セット
1日2回

【毛様体筋トレーニング】

読書中にできる【イメージ近法】のやり方

1回3セット
1日2回

1

新聞や本の見出し、雑誌の文字から1つを選び、3秒間焦点を合わせる
※選ぶ文字はあまり小さくないほうがよい

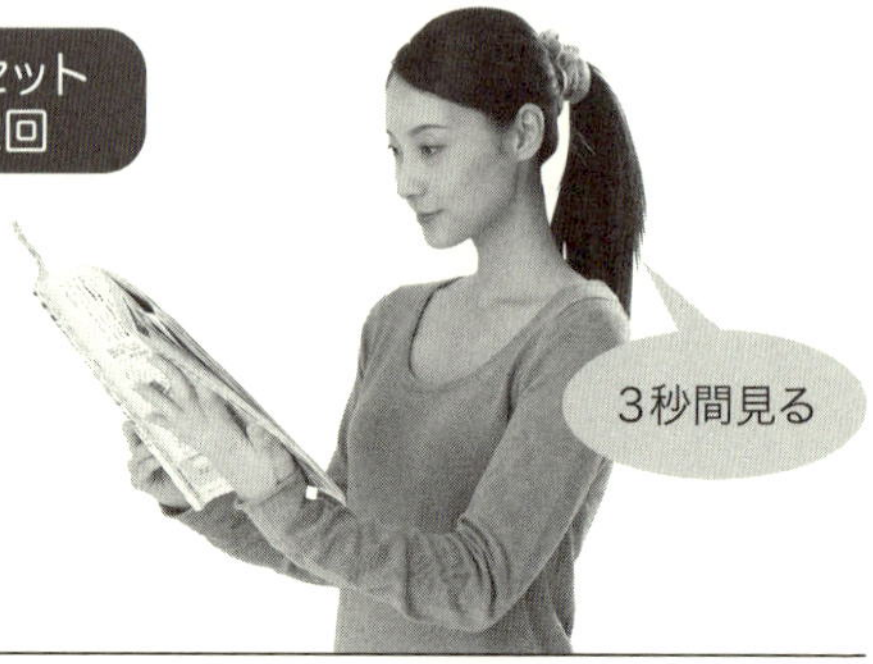
3秒間見る

2

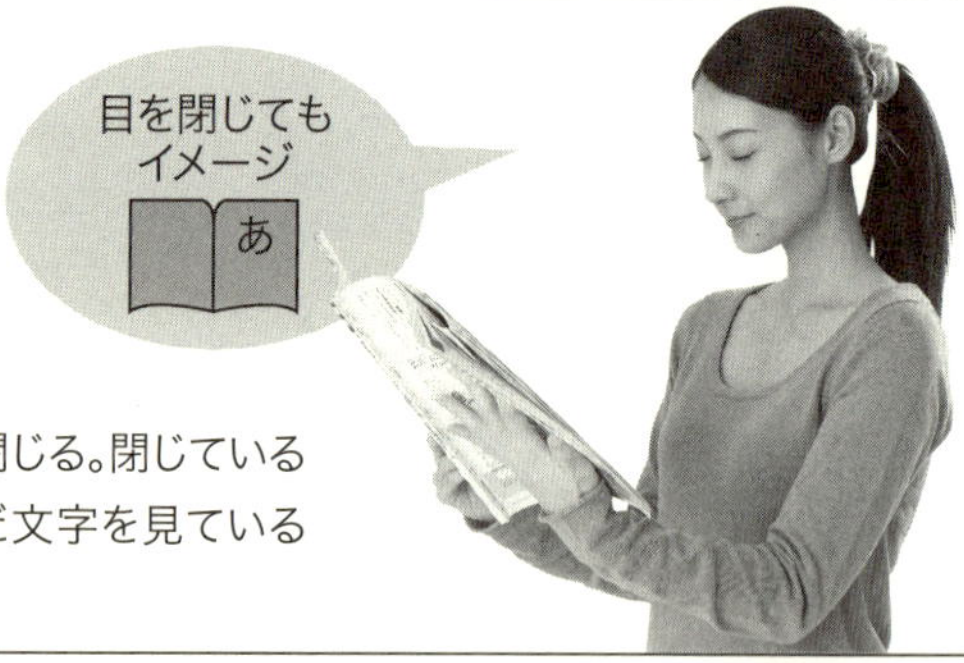
目を閉じても
イメージ
あ

目を3秒間閉じる。閉じているときも選んだ文字を見ているイメージで

3

目を開けて選んだ文字に焦点を合わせる。①〜③を1セットとし3セット行う
※3秒間に慣れたら、5秒、8秒と目を閉じている時間を長くする

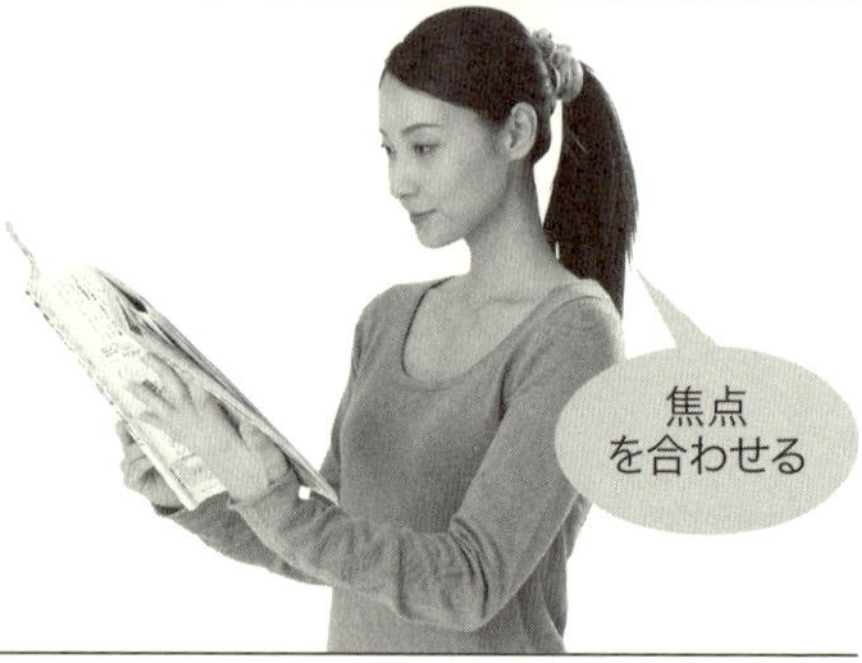
焦点
を合わせる

【毛様体筋トレーニング】

【3点凝視カード】の使い方

1回3セット
1日2回

【3点凝視カード】を使ったトレーニングです

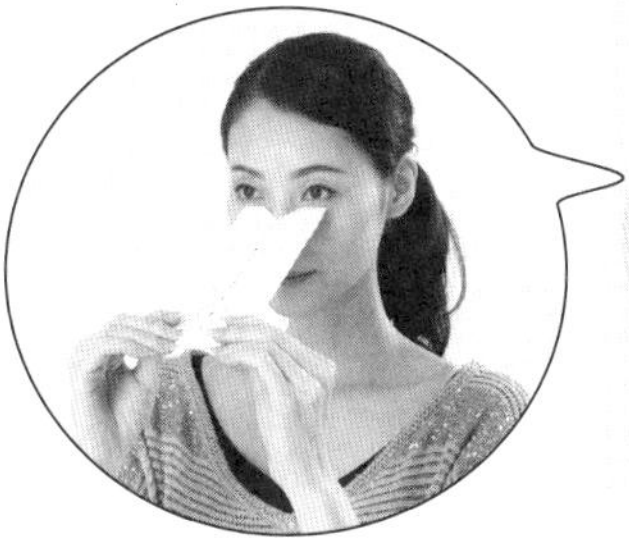

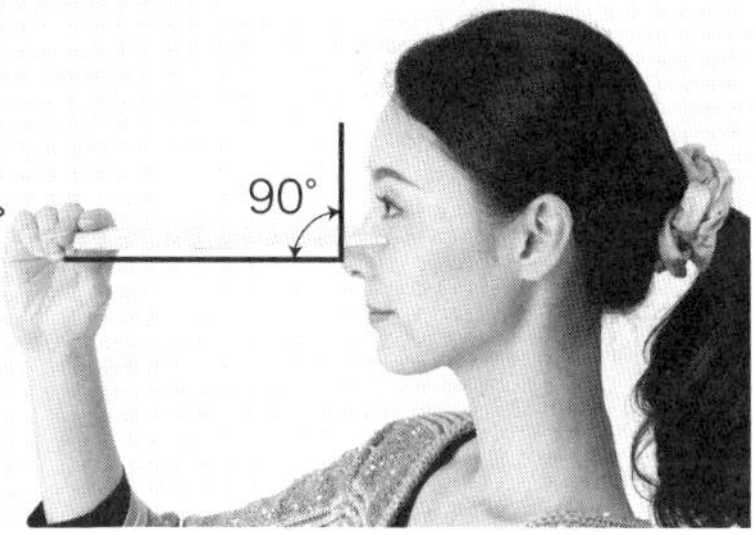

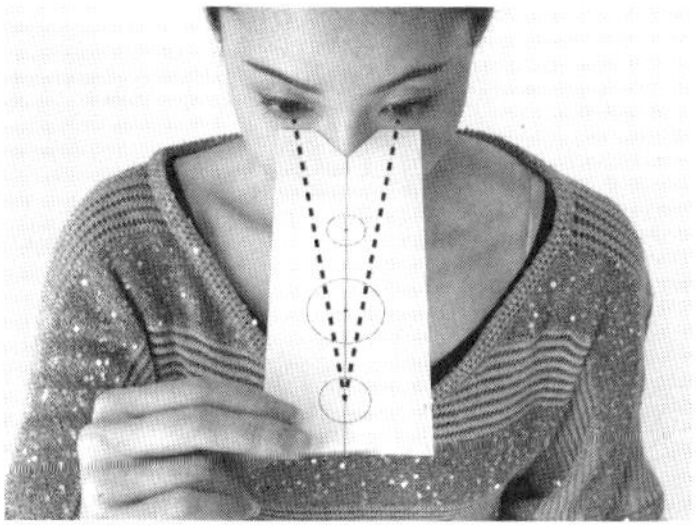

1 【3点凝視カード】を切り取り、三角の部分を鼻に当て、カードと顔が直角になるようにする。顔はまっすぐ前方を見て動かさない

2 一番遠くにある円の中の点を1秒間凝視する。中心の直線が円の真ん中でクロスし、点を頂点にした三角形が見えればOK

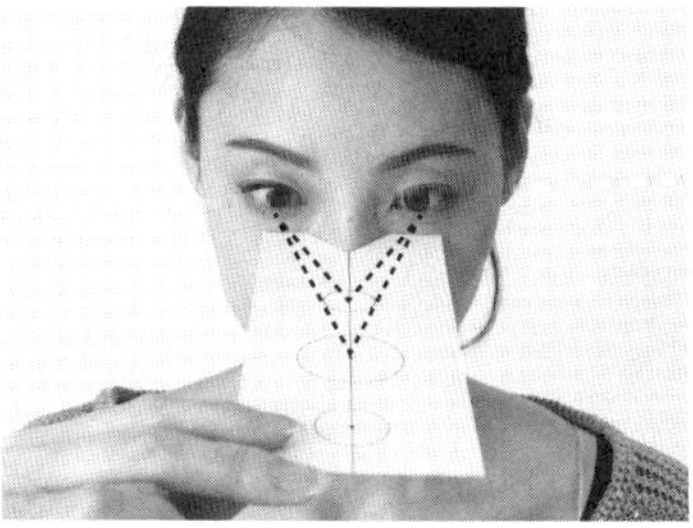

3 真ん中と手前の点も同じように1秒間ずつ凝視する。①〜③を1セットとし3セット行う

※トレーニングは、裸眼でもメガネやコンタクトをしていてもできる。メガネをかけて行うときは、3つの円がレンズからはみ出ていないように注意する

【毛様体筋トレーニング】

【平面遠近法】のやり方

❶ 制限時間を60秒間とし、あいうえお順に50音を目で追っていく

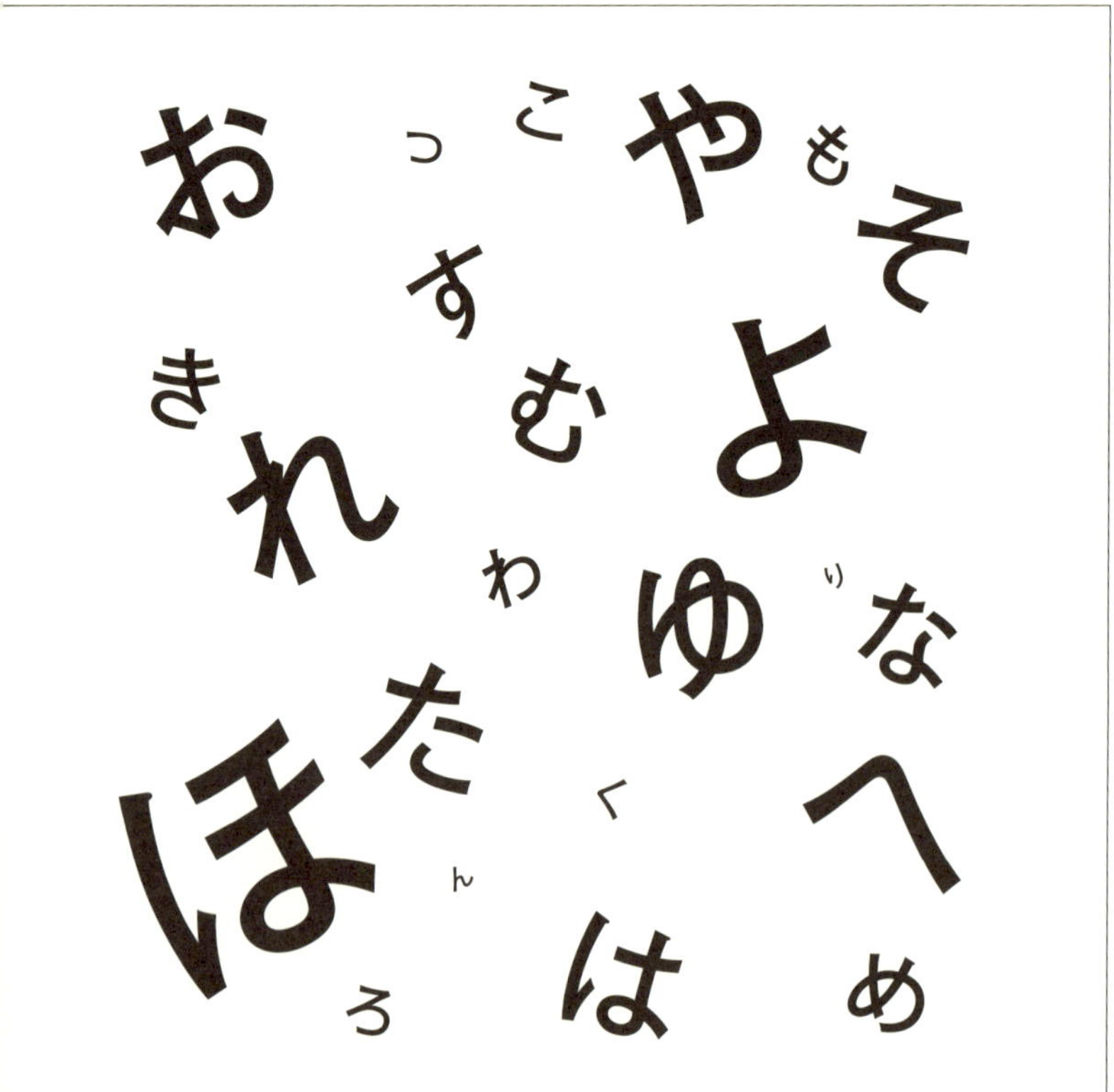

❷ 60秒間で50音が追えるようになったら、任意の言葉（たとえば、「ちから」）や文章（たとえば、「さかなをとる」など）を目で追っていく

1回3セット
1日2回

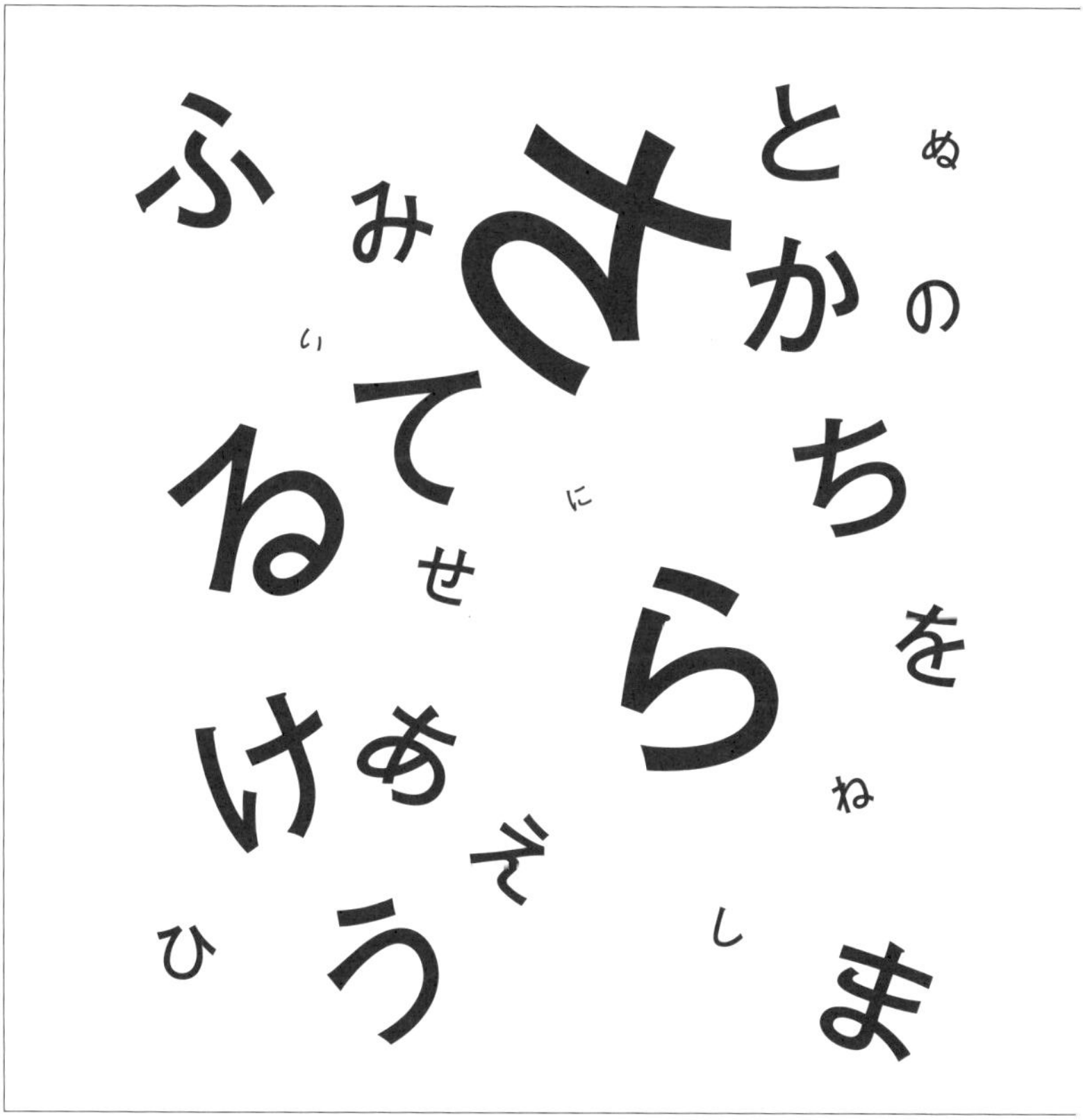

【キャップ落としエクササイズ】

視野を広げたり、外眼筋を鍛える効果のある【キャップ落としエクササイズ】を紹介します。

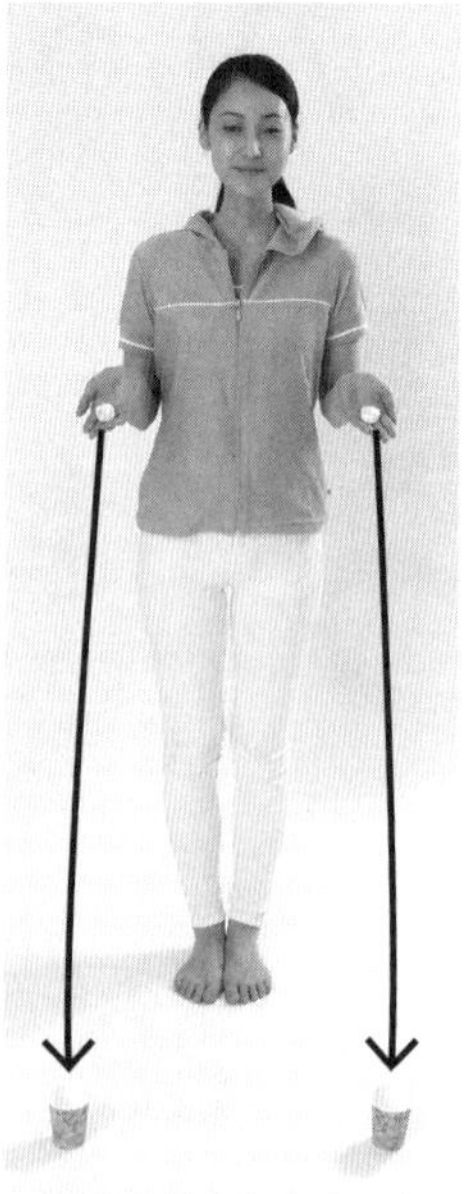

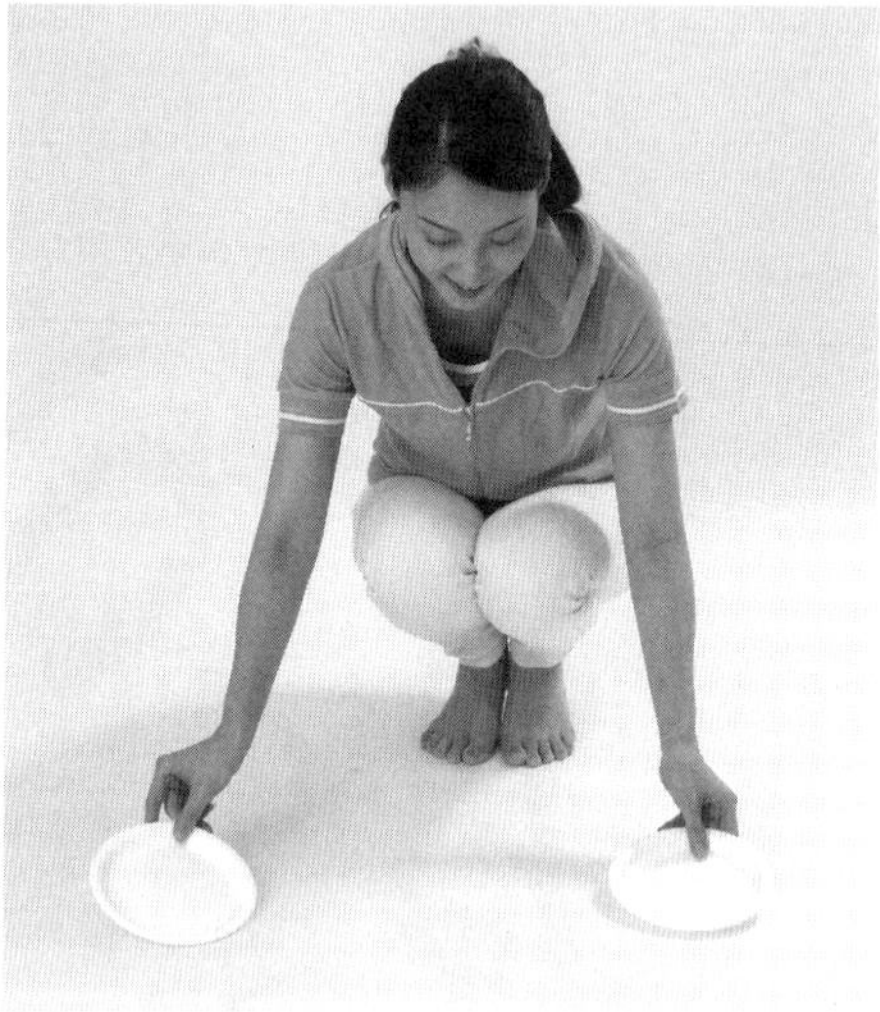

1 2枚の紙皿を自分より前の少し離れた床の上において目印にします

※外眼筋トレーニングについては、
75ページにも解説があります。

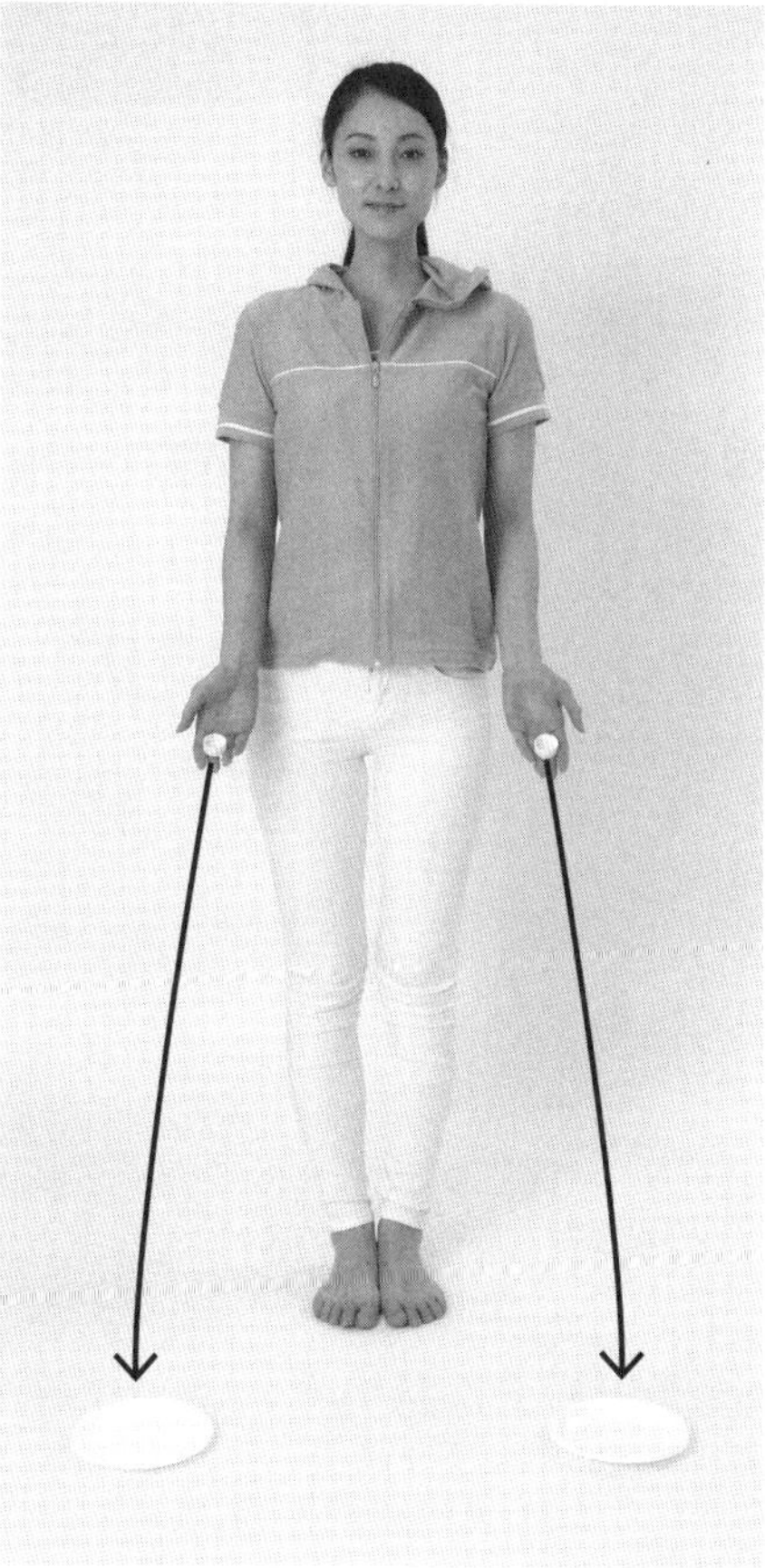

2 目印の紙皿に当てるように、両手に持ったペットボトルのキャップを投げます。正面を見たまま、眼だけを動かすように注意します。最初は片手で落として、できるようになったら両手でやってみましょう

1日1分を目安に行う

慣れてきたら…

目印を紙皿から紙コップに変えて、的を小さくして挑戦します。また、的との距離や角度を変えてやってみましょう

【外眼筋トレーニング】

【数字さがし】①

①～㊿までの数字が散らばっているので、順番に数字を見つけて、指で数字にタッチしましょう。数字を追うことで、外眼筋を上下左右斜めに動かすトレーニングになります。

目標時間：
3分

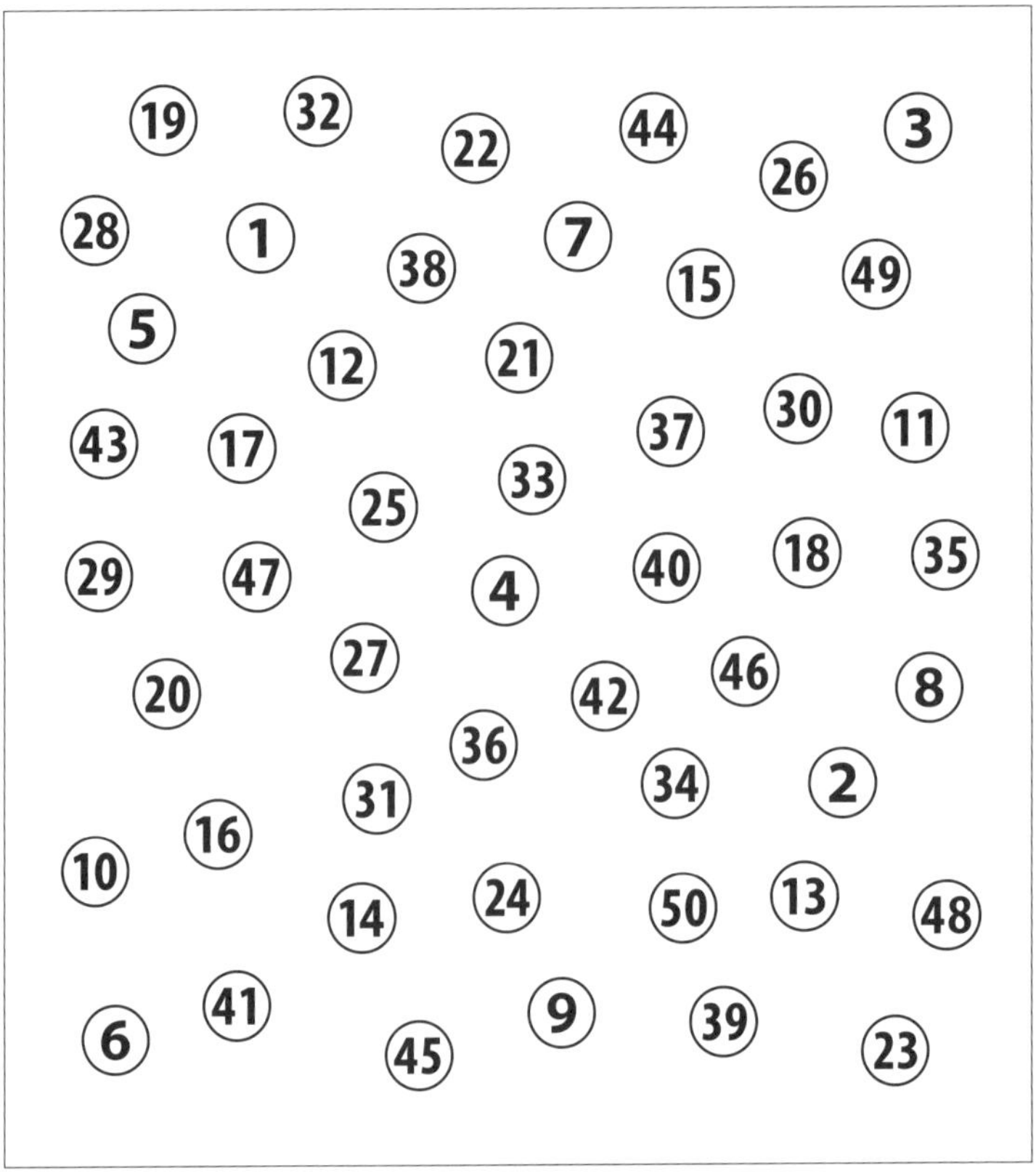

【外眼筋トレーニング】

【数字さがし】②

①〜㊵までの数字が散らばっているので、順番に数字を見つけて、指で数字にタッチしましょう。数字を追うことで、目を上下左右斜めに動かすトレーニングになります。

目標時間：3分

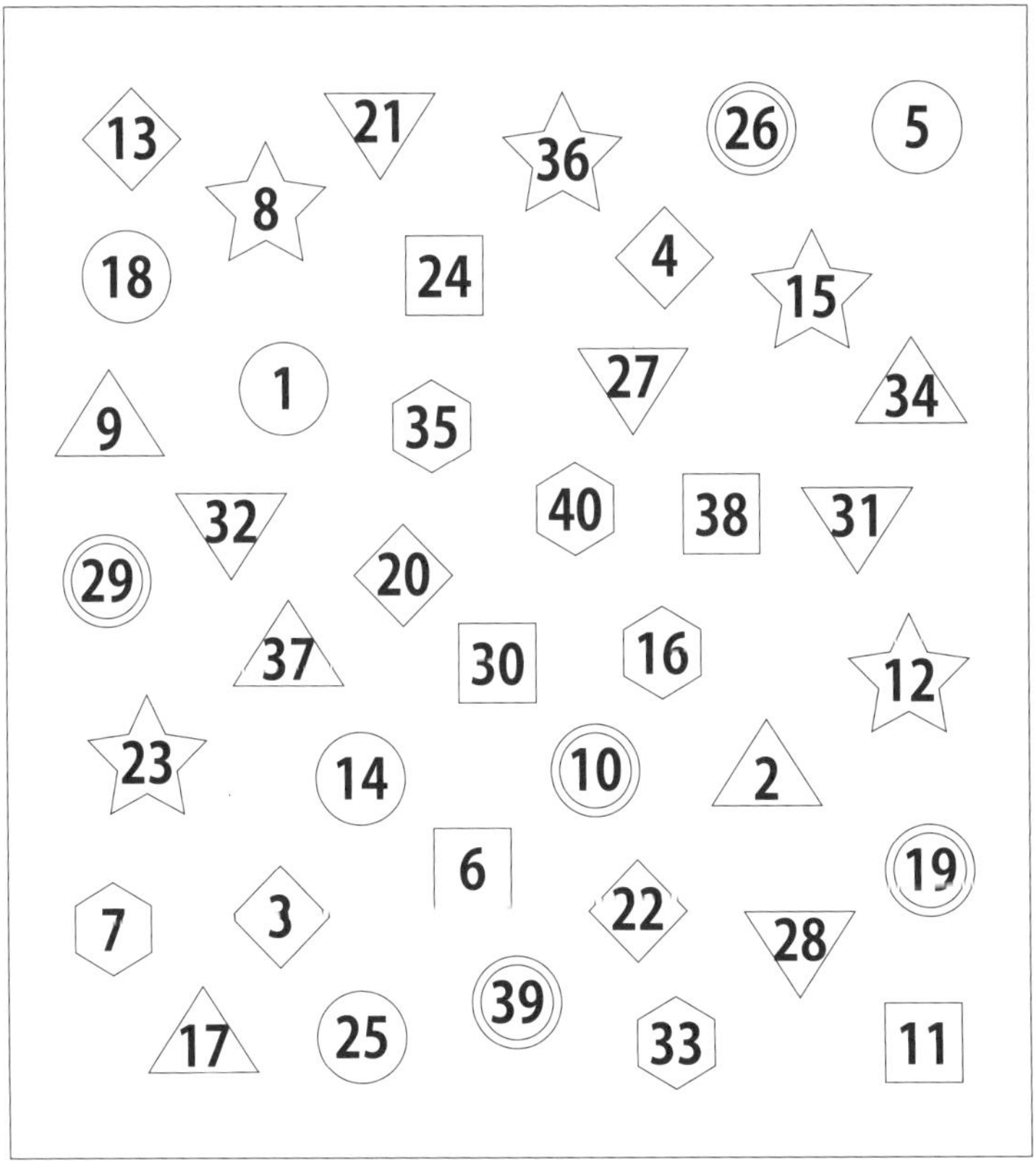

【外眼筋トレーニング】

【数字さがし】③

2けたの数字を左上から順番に目で追って、「58」がいくつあるか数えてみましょう。

目標時間：
40秒

47	32	28	49	58	19	29	36	58	73	87
85	27	86	58	13	63	96	72	18	58	91
83	48	26	63	58	49	83	21	58	71	11
44	59	38	85	70	57	45	23	11	58	34
55	26	53	81	82	89	85	39	41	29	53

解答は44ページ

【外眼筋トレーニング】

【数字さがし】④

3けたの数字を左上から順番に目で追って、「365」がいくつあるか数えてみましょう。

目標時間：50秒

921	365	893	421	743	365	389	821	447	128
365	158	632	563	389	291	365	452	623	361
278	365	312	358	365	532	452	365	542	289
765	639	365	399	231	586	235	121	365	363
431	109	981	732	199	365	398	321	256	423

解答は44ページ

【外眼筋トレーニング】

【数字さがし】⑤

4けたの数字を左上から順番に目で追って、「9125」がいくつあるか数えてみましょう。

9214	3583	5382	2094	9321	2319	8567	9125
9125	1582	4369	1825	9236	8903	7321	1901
5963	7829	4768	2340	8532	1582	7143	3653
8567	2108	9468	9123	5869	9658	2683	3671
4569	9125	3974	6496	9125	2382	9564	5621

解答は44ページ

目標時間：
1分

7143	3285	9125	4358	7143	7398	9867	9525
9932	1586	2367	9125	8923	9125	9156	1834
1295	3852	4358	7852	4520	2064	9125	2509
5732	1945	1008	3233	9230	3528	4225	9172
8320	9125	2610	9129	3219	2658	6496	8429

【外眼筋トレーニング】

【図形さがし】①

8つの図形の中で、2つだけ同じ図形があります。そのアルファベットを答えましょう。

目標時間：
40秒

A	B	C	D
○△▽ □◎☆	○□☆ △◎▽	○▽☆ □◎△	○▽△ □◎☆

E	F	G	H
○□☆ △◎▽	○▽☆ △◎□	○△□ ▽◎☆	○□☆ ▽◎△

解答は44ページ

【外眼筋トレーニング】

【図形さがし】②

8つの図形の中で、2つだけ同じ図形があります。そのアルファベットを答えましょう。

目標時間：40秒

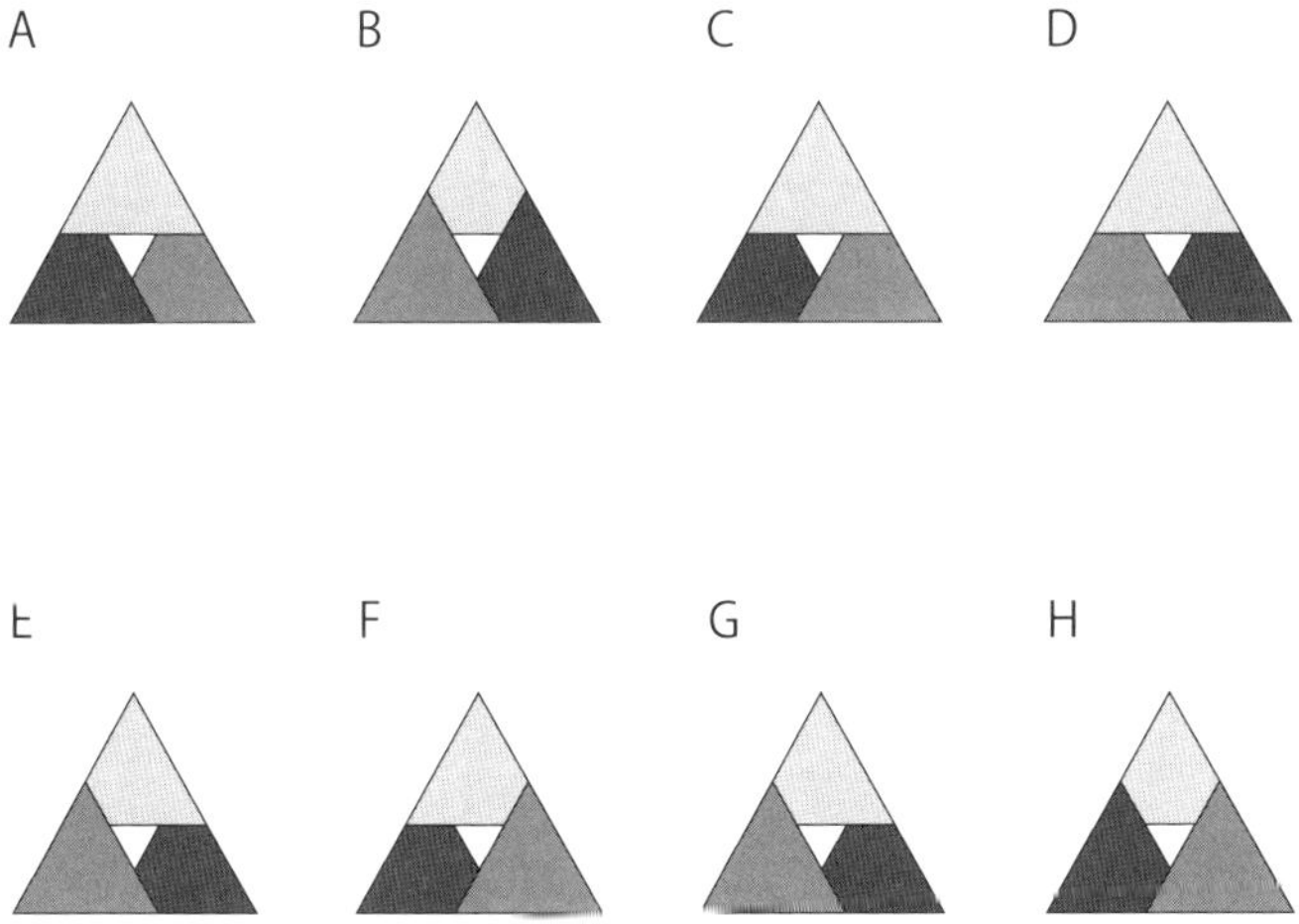

解答は44ページ

【外眼筋トレーニング】

【図形さがし】③

8つの図形の中で、2つだけ同じ図形があります。そのアルファベットを答えましょう。

目標時間：
40秒

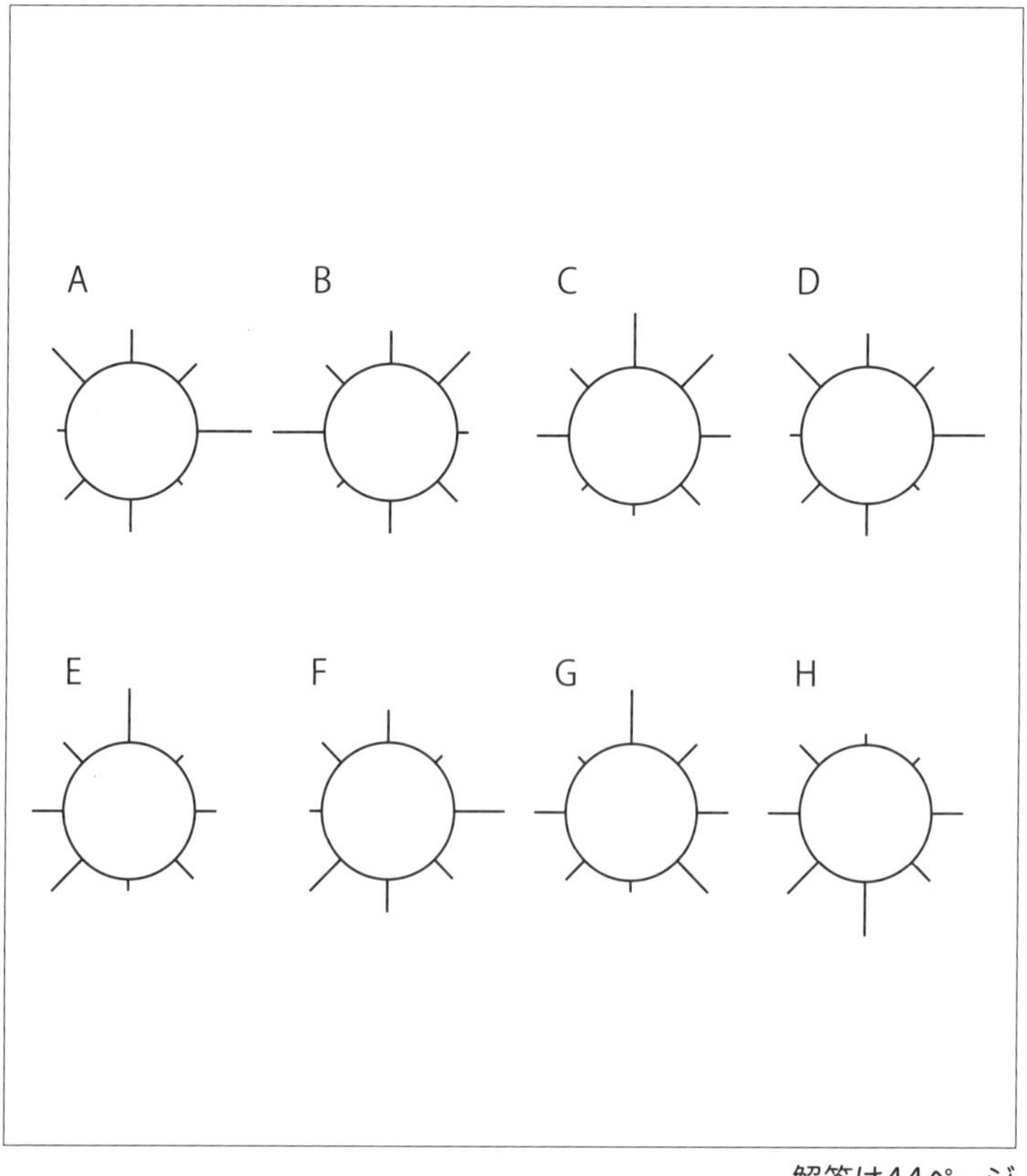

解答は44ページ

【外眼筋トレーニング】

【図形さがし】④

8つの図形の中で、2つだけ同じ図形があります。そのアルファベットを答えましょう。

目標時間：50秒

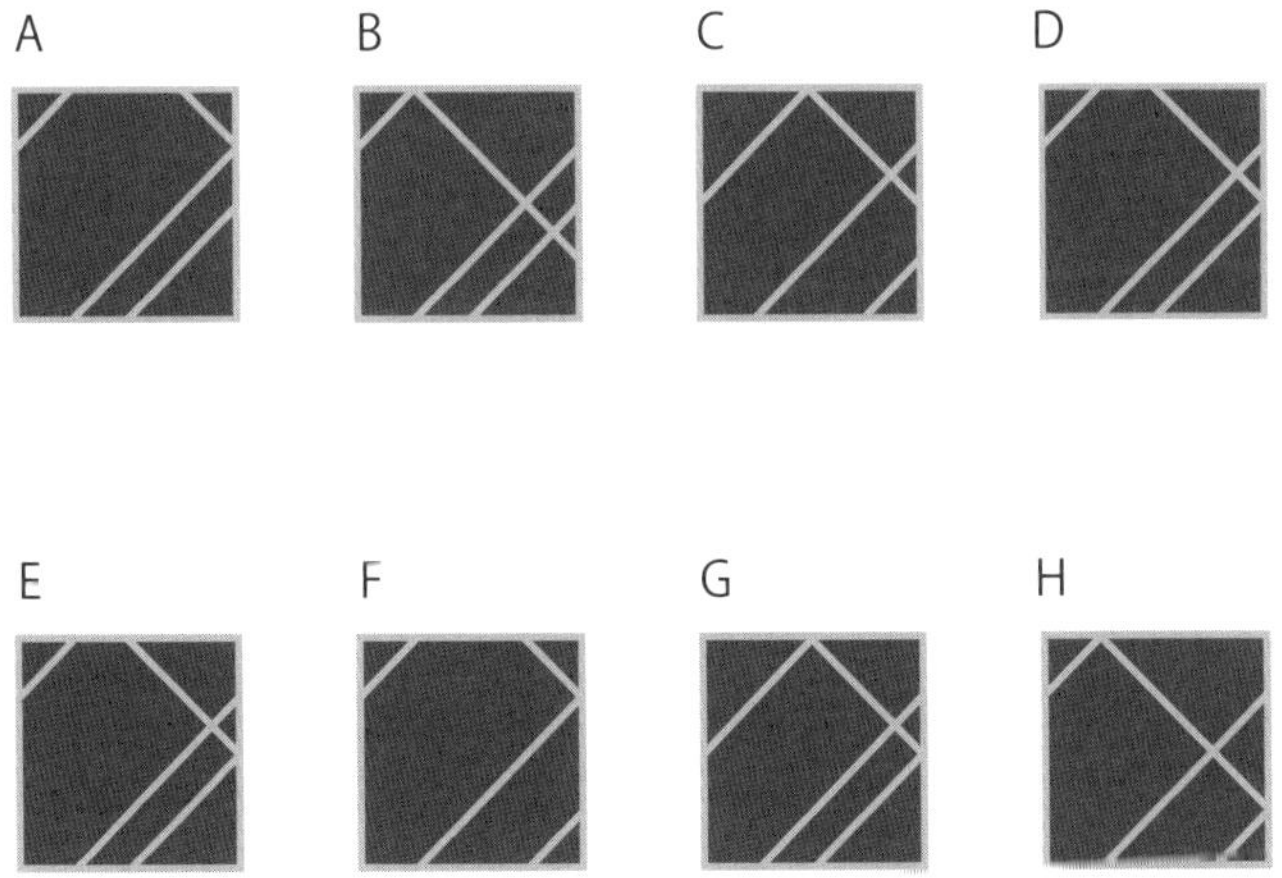

解答は44ページ

【外眼筋トレーニング】

【ランダム読み】

下のひらがなの中から、ある単語を見つけていきます。「ねこ」「やま」「ことり」「けんこう」にあたる単語の文字を探し出しましょう。

目標時間：
1単語につき15秒

い　ね　そ　む　ち　て
ま　つ　に　さ　り　せ
け　た　る　く　え
ほ　か　へ　ぬ　な　ゆ　は
き　お　あ　こ　ら　ん
よ　め　ふ　す　も
の　や　み　ろ　わ
を　れ　ひ　し　う　と

【外眼筋トレーニング】

【ジグザグポスター】の使い方

P6の【ジグザグポスター】を壁に貼ったり、手に持って使い、視力アップに役立てましょう。

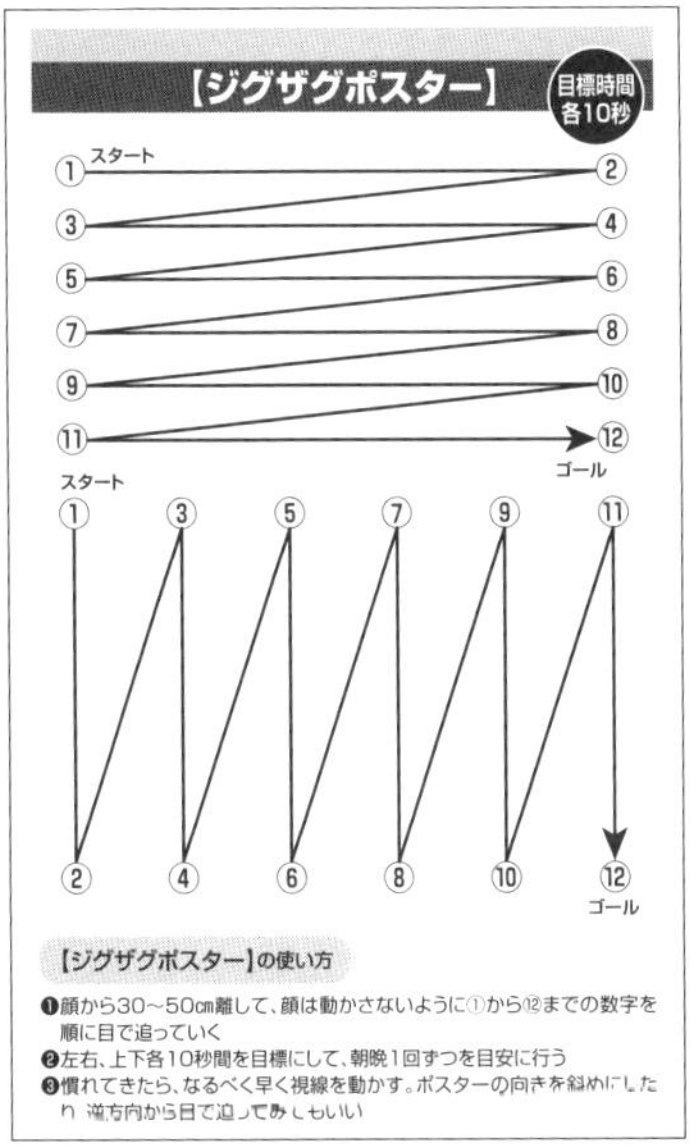

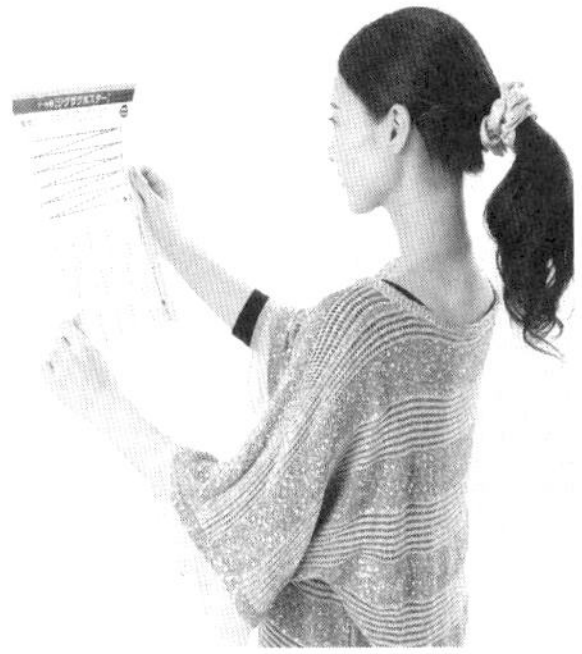

◎壁に貼って！
◎手に持って！

①ポスターを顔から30〜50cm離して、顔は動かさないように①から⑫までの数字を順に目で追っていく
②左右、上下、各10秒間を目標にして、朝晩1回ずつを目安に行う
③慣れてきたら、なるべく早く視線を動かす。ポスターの向きを斜めにしたり、逆方向から目で追ってみたりしてもいい

POINT! 顔を動かさずに目だけで追うようにすると、外眼筋が鍛えられる

【外眼筋トレーニング】

【ぐるぐるポスター】の使い方

Ｐ７の【ぐるぐるポスター】を壁に貼ったり、手に持って使い、視力アップに役立てましょう。

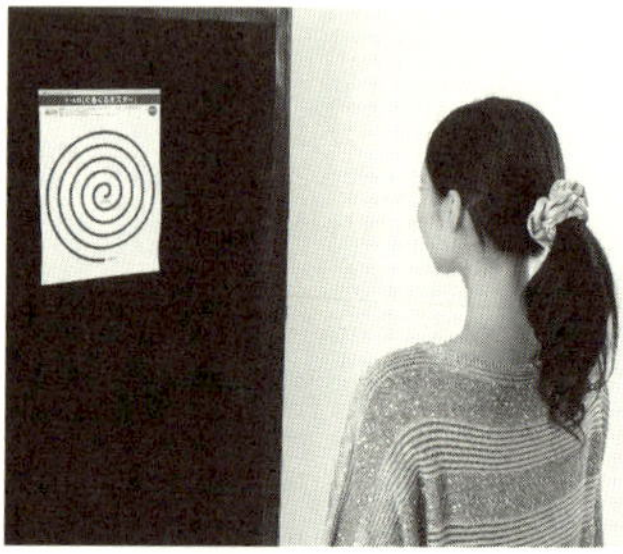

◎壁に貼って！
◎手に持って！

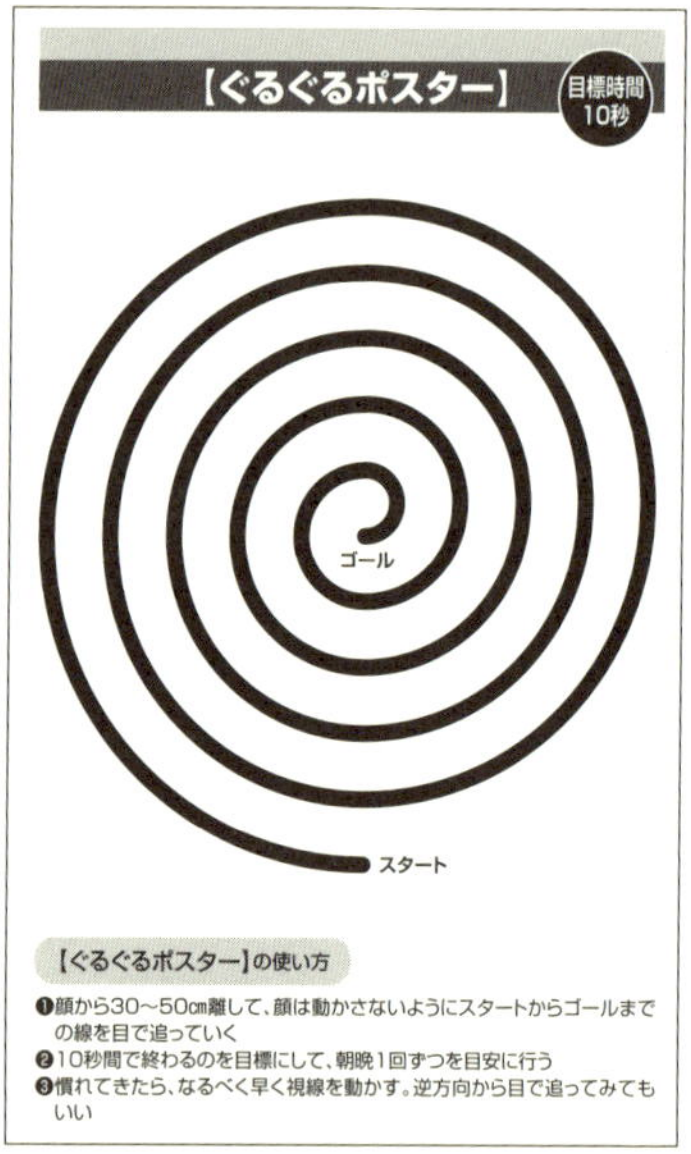

①ポスターを顔から30〜50㎝離して、顔は動かさないようにスタートからゴールまでの線を目で追っていく
②10秒間で終わるのを目標にして、朝晩１回ずつを目安に行う
③慣れてきたら、なるべく早く視線を動かす。逆方向から目で追ってみてもいい

POINT! 顔を動かさずに目だけで追うようにすると、外眼筋が鍛えられる

解答　P34〜35【数字さがし】③ 7個、【数字さがし】④ 10個、P36〜37【数字さがし】⑤ 9個
P38〜39【図形さがし】① BとE、【図形さがし】② EとG
P40〜41【図形さがし】③ AとD、【図形さがし】④ DとE

【虹彩筋トレーニング】

P46〜47の【残像イメージ】の見方

1 【残像イメージ】の絵の中心あたりを20秒ほどじっと見つめます。絵を覚えるようなつもりで

※虹彩筋トレーニングについては、77ページにも解説があります。

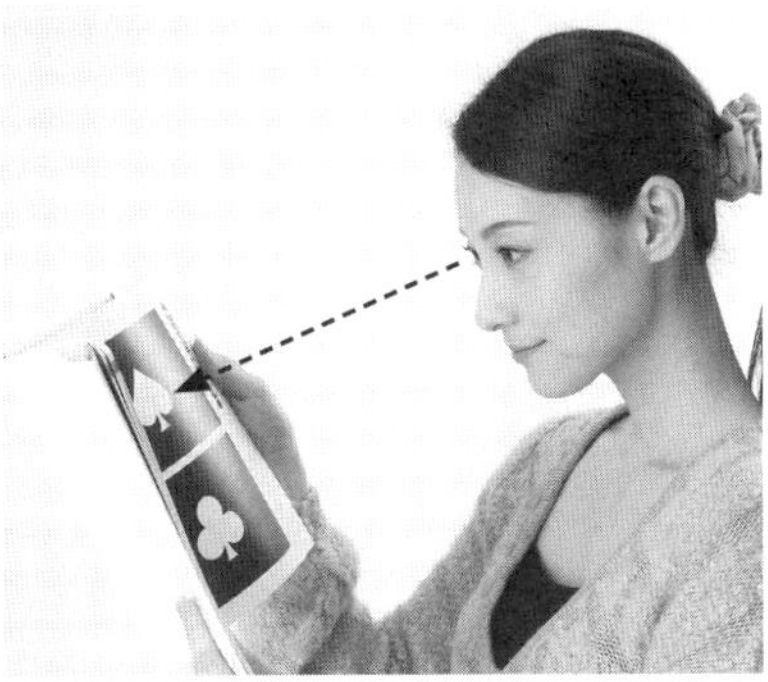

2 20秒ほど見つめた後、目を閉じます。すると、まぶたにうっすらと残像（白黒が反転している絵）が浮かび上がってきます

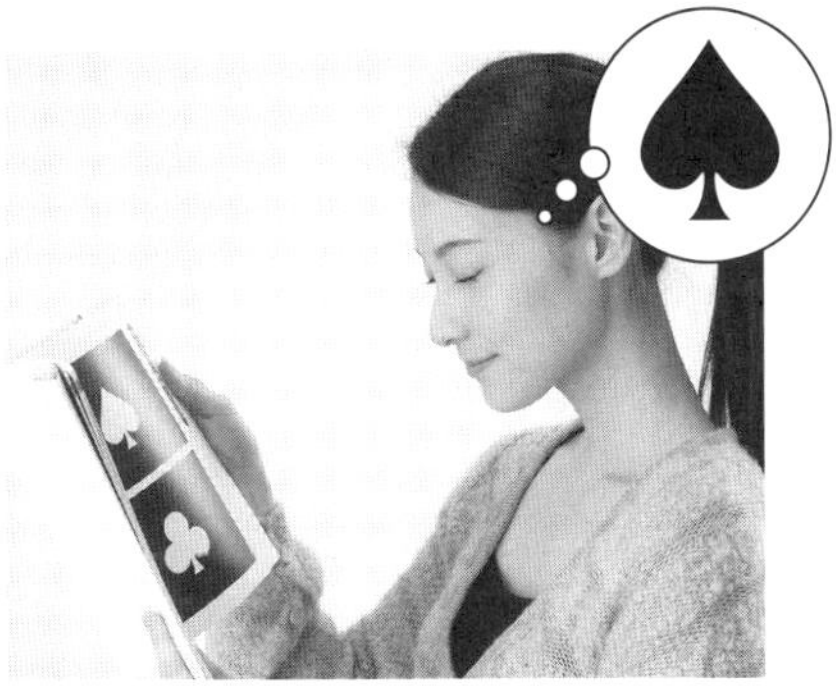

こんな風に見える！

❶絵を20秒ほど見つめた後、目を閉じる

❷すると、まぶたにぼんやりと上のような残像が浮かび上がる

❸しばらくすると、まぶたに白黒の反転した絵（残像）が浮かぶ

【残像イメージ】の見方①

絵の中心あたりを、20秒ほどじっと見つめます。絵を覚えるようなつもりで見つめてください。

❶

解答は51ページ

【虹彩筋トレーニング】

【残像イメージ】の見方②

絵の中心あたりを、20秒ほどじっと見つめます。絵を覚えるようなつもりで見つめてください。

❷

解答は51ページ

【虹彩筋トレーニング】

【ダブル残像】の見方

満月と、開いた窓があります。まず、満月を30秒ほど見つめます。次に、窓に目線を移してください。すると、窓の向こうの夜空に満月が浮かんでいるように見えます。

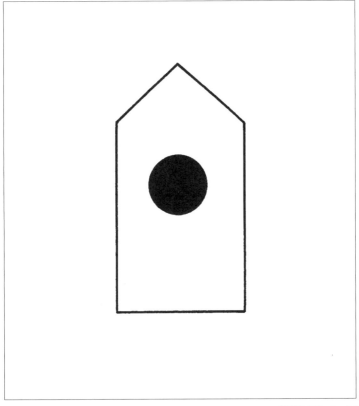

解答は51ページ

PART 1 〈視力再生5日間ドリル〉このドリルで気になる視力減退をみるみる解消しよう

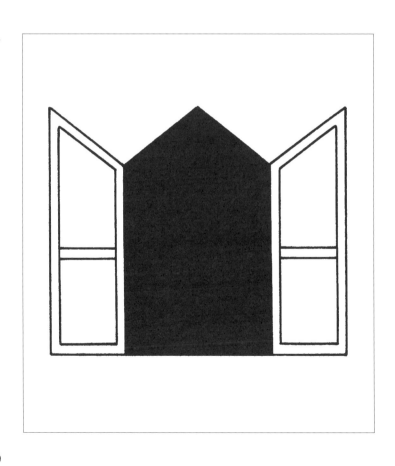

【虹彩筋トレーニング】

P48～49の【ダブル残像】の見方

1 まず【ダブル残像】の48ページの絵を30秒ほど見つめます。絵の中心あたりを見つめ、目線は動かさないように

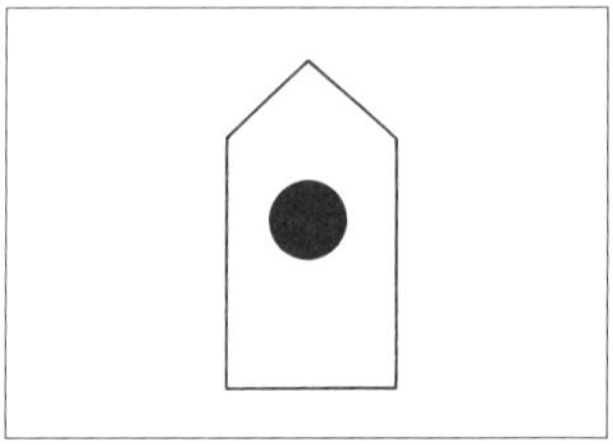

2 次に、49ページの絵に目線を移してじっと見つめます。絵の中心あたりを見つめ、目線は動かさないように

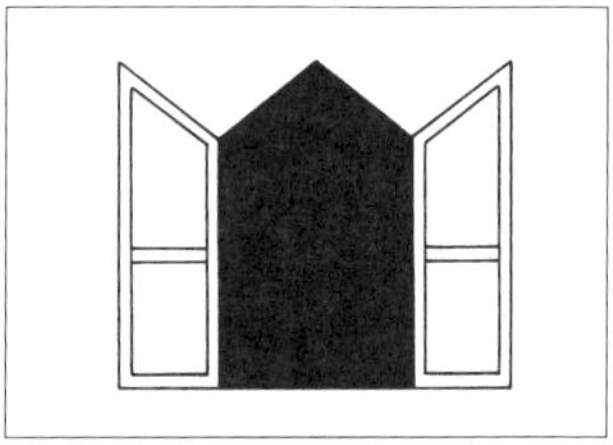

3 すると、49ページの絵の中に、48ページの絵（白黒が反転した絵）が入って見えます

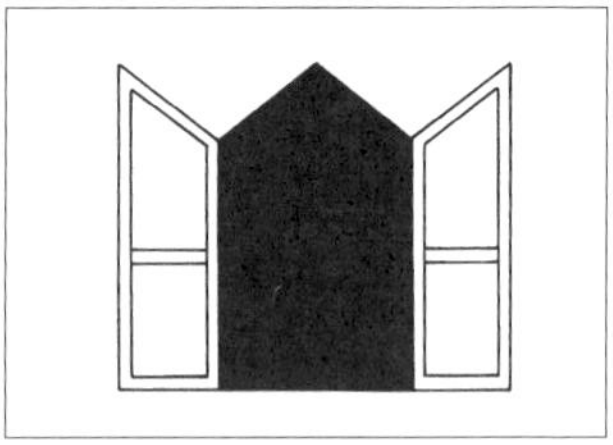

こんな風に見える！

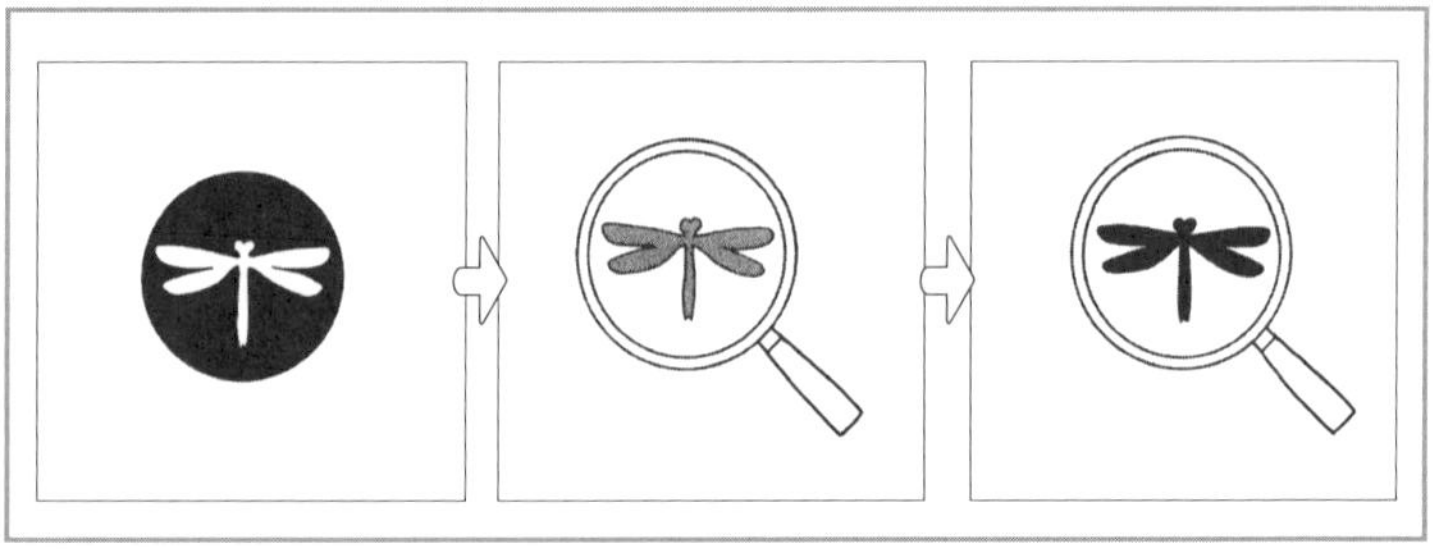

＊残像がなかなか見えない人は、絵を見つめる時間を長くしてみてください

【虹彩筋トレーニング】

【明暗トレーニング】

電気スタンドをつけたり消したりして、光の明暗を切り替える力を高めます。紫外線と同じ光を出す蛍光灯は目によくないので、赤っぽい色の電球を使いましょう。

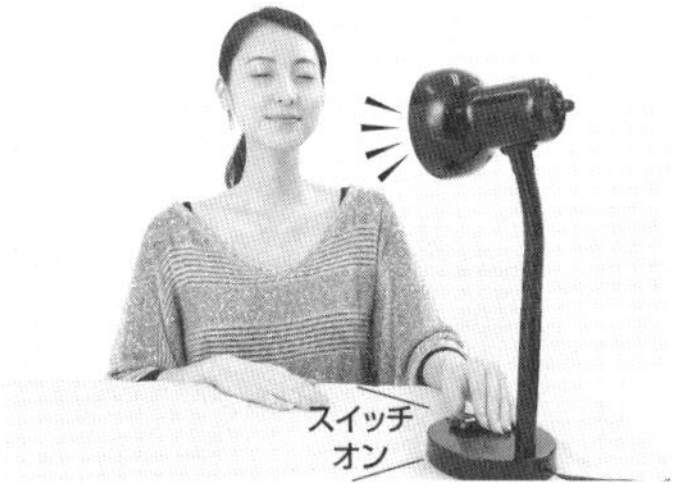

1 電気スタンドのスイッチに手を置いてから目を閉じます。スイッチを入れたら、目を閉じたまま明かりを10秒見つめましょう。電気スタンドの明かりは絶対に直接見ないように

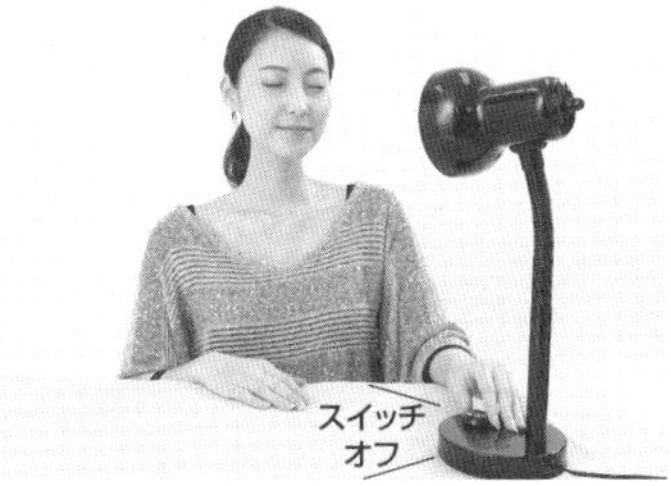

2 目を閉じたまま、電気スタンドの明かりを消します。10秒たったら、再び明かりをつけましょう。明かりをつける・消すを1セットとして、1日3セットを目安に

1日に
3セットを目安に！

電気スタンドがないときは……

❶晴れた日に外に出て太陽の光を浴び、目を閉じて10秒数えます。太陽は絶対に直接見ないように

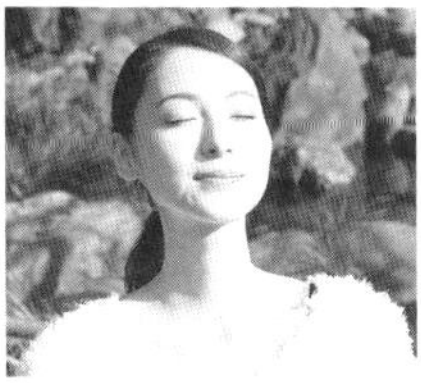

❷目を閉じたまま、手で目をおおって光を完全にさえぎり、10秒数えます。①と②で1セット

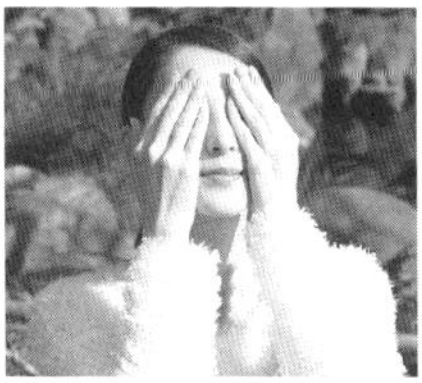

【P46～47、P48～49の解答】

P46～47
【残像イメージ】

①
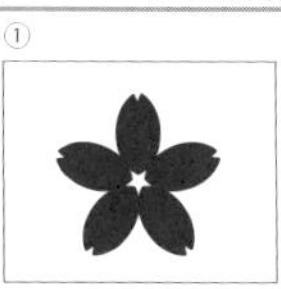

②

P48～49
【ダブル残像】

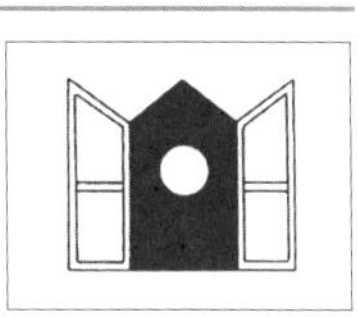

【脳トレーニング】

【スピードシフティング】

※脳トレーニングについては、
79ページにも解説があります。

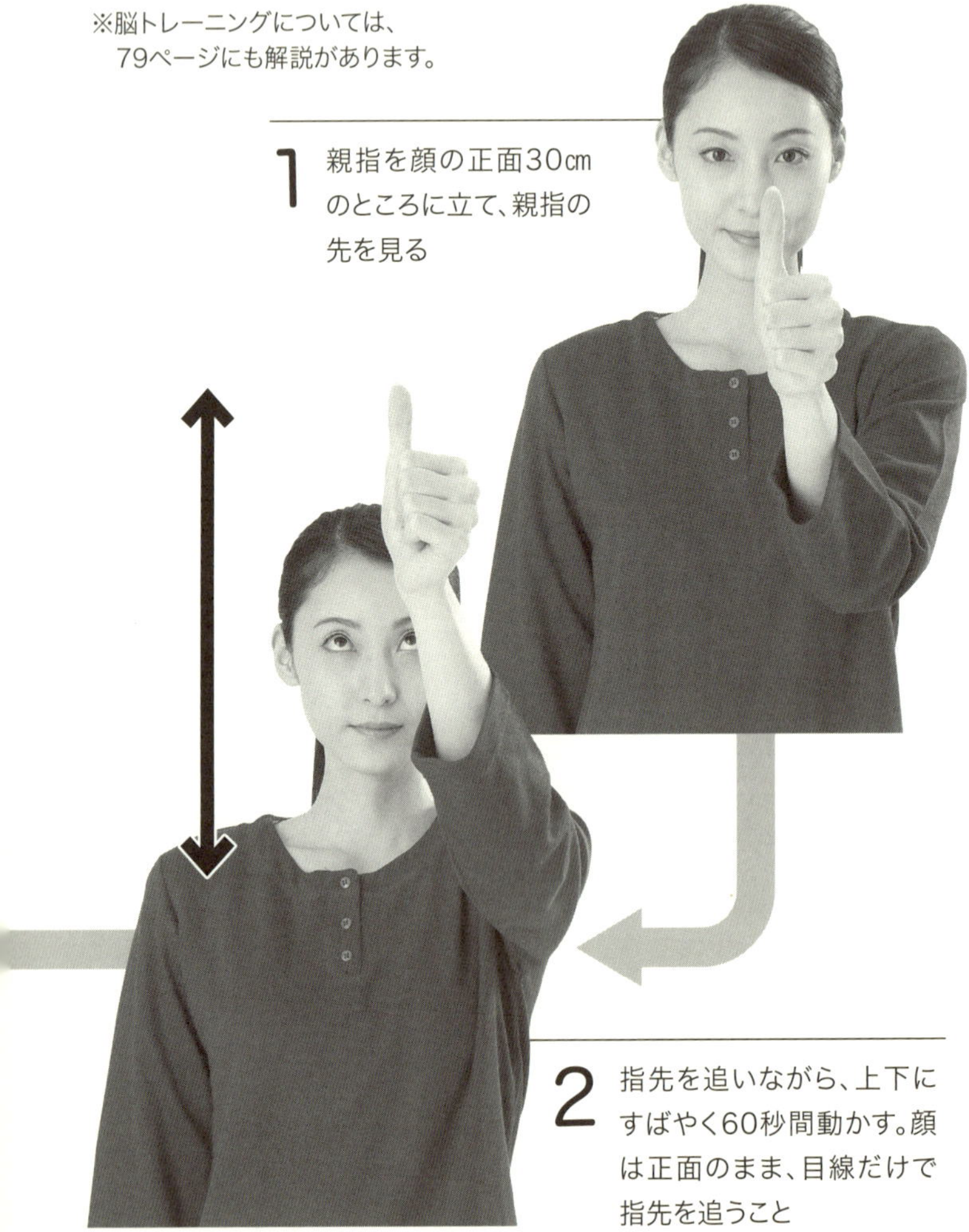

1 親指を顔の正面30㎝のところに立て、親指の先を見る

2 指先を追いながら、上下にすばやく60秒間動かす。顔は正面のまま、目線だけで指先を追うこと

4 目線だけで指先を追いながら、斜めにすばやく60秒間動かす。最初はゆっくりと行い、慣れてきたら徐々にスピードを上げる。逆の斜めも同様に行う

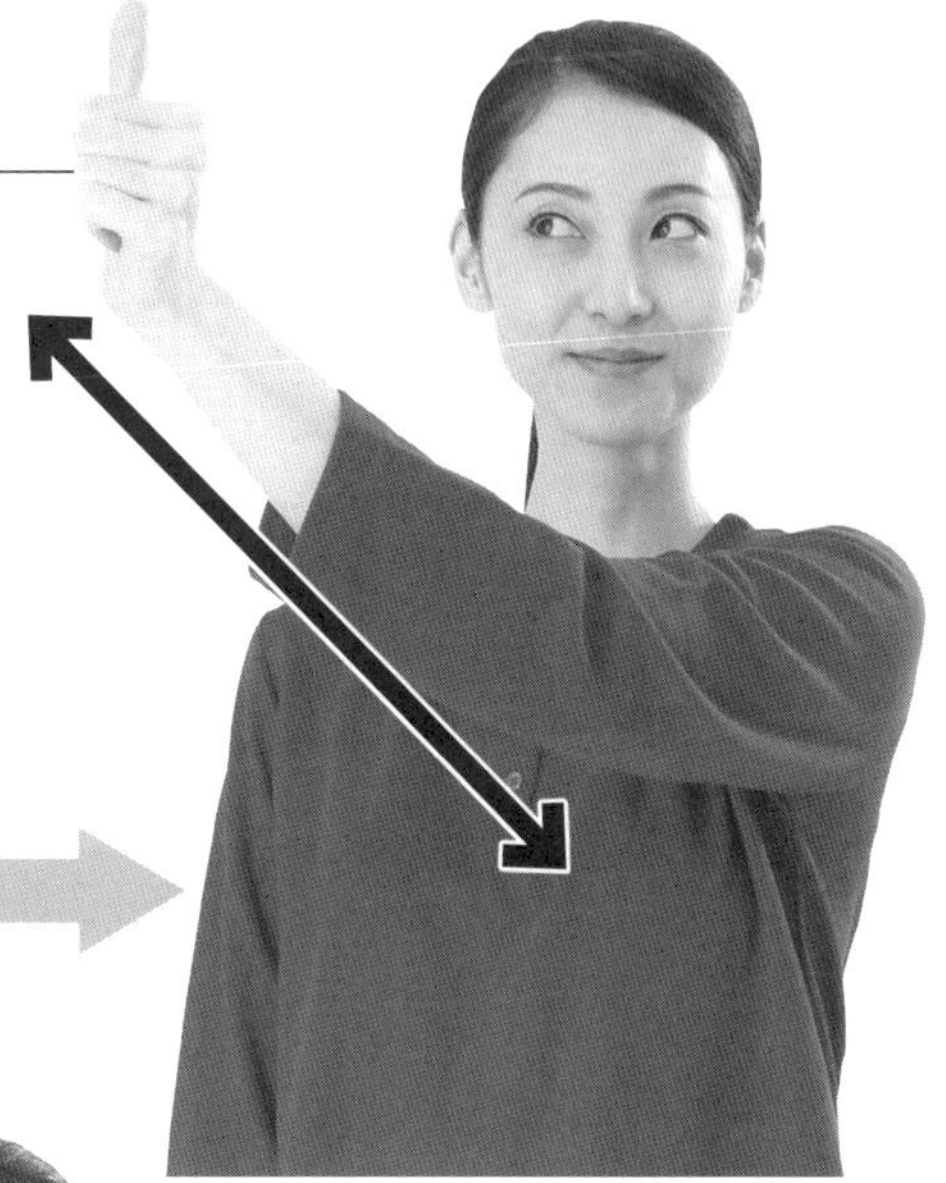

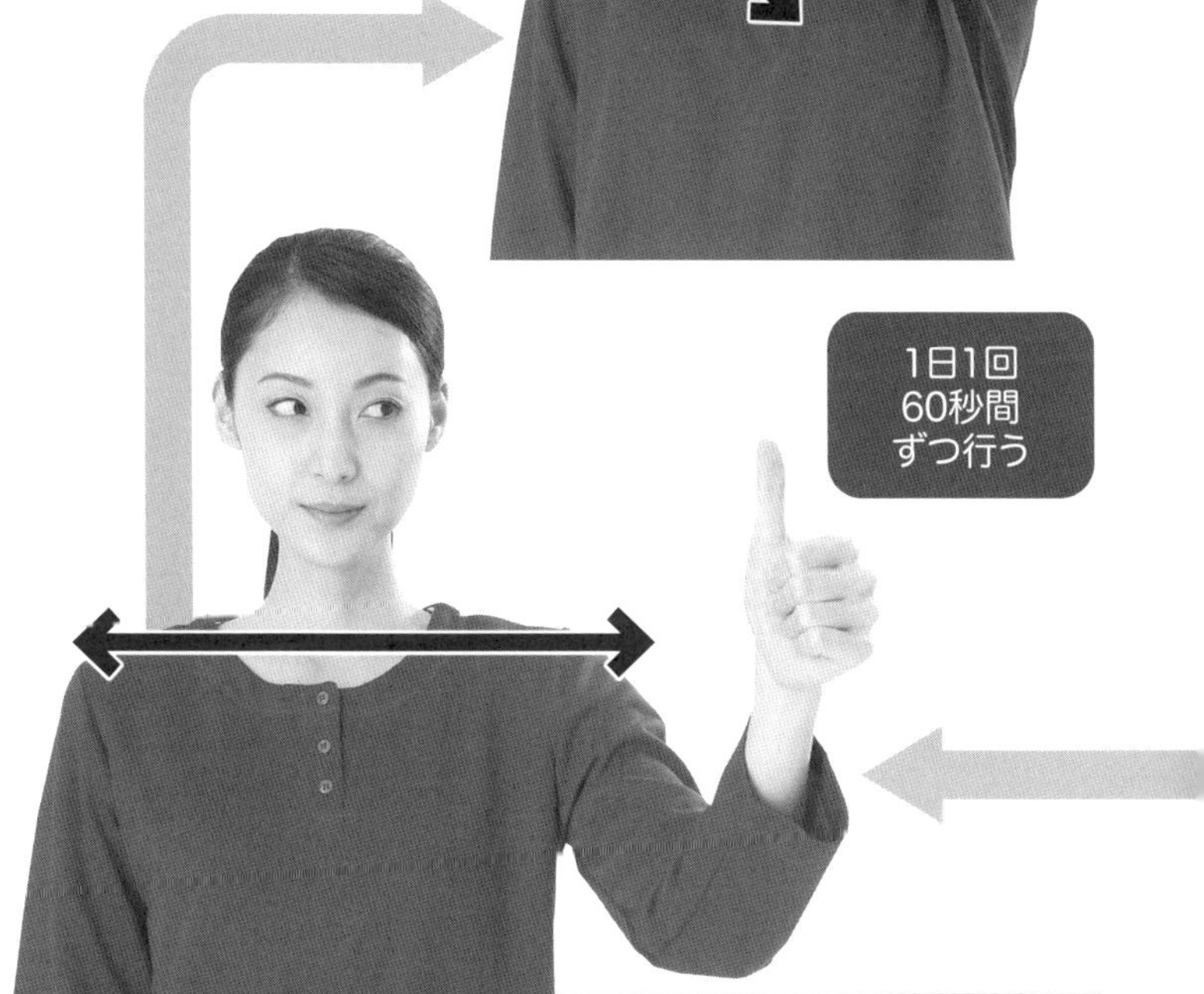

1日1回
60秒間
ずつ行う

3 目線だけで指先を追いながら、左右にすばやく60秒間動かす

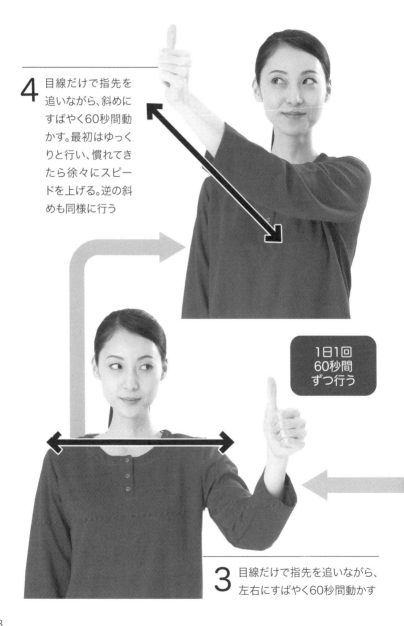

【脳トレーニング】

【スピードマルつけ】①

【問1】 なるべく早くすべての「い」をマル（○）で囲んでください。

制限時間：20秒

ひ	こ	の	い	わ
う	き	つ	て	も
い	さ	ま	り	い
あ	は	え	ん	ち
に	い	お	ふ	ゆ
ら	し	み	い	を

解答は65ページ

【脳トレーニング】

【スピードマルつけ】②

【問2】 なるべく早くすべての「△」と「☆」をマル（○）で囲んでください。同じ向きで同じ形の記号に限ります。先に「△」だけを、次に「☆」を探すのではなく、「△」と「☆」を同時に探しながらマルで囲みます。

制限時間：30秒

♤	☆	○	△	♤
□	◎	♤	◇	○
♡	☆	◎	○	▽
◎	◇	△	○	☆
△	○	◇	♡	♤
◇	☆	◎	▽	□

解答は65ページ

【スピードマルつけ】③

【問3】 すべての「か」をマル（○）で囲み、「は」をさんかく（△）で囲んでください。「か」と「は」を同時に探すようにします。

制限時間：30秒

み	ほ	あ	か	う
か	す	て	さ	い
あ	は	み	ま	ら
ち	や	は	か	く
を	ま	き	も	ほ
す	は	も	え	か

解答は65ページ

【脳トレーニング】

【スピードマルつけ】④

【問4】 すべての「扌(てへん)」のつく漢字をマル(○)で囲み、「⺮(たけかんむり)」のつく漢字をさんかく(△)で囲んでください。「扌(てへん)」と「⺮(たけかんむり)」を同時に探すようにします。

制限時間：40秒

草	鍋	紙	捉	済
笠	押	料	恋	算
虹	憮	誌	捕	盛
守	味	笛	則	塩
海	道	皮	芸	崎
指	落	第	筑	浪

解答は65ページ

【脳トレーニング】

【スピードマルつけ】⑤

【問5】 下の文字表の向きはそのままで、なるべく早くすべての「な」をマル（○）で囲んでください。

制限時間：50秒

な	は	か	お	さ	ち
ま	す	あ	み	き	な
れ	へ	ね	さ	や	を
な	た	に	な	ひ	よ
わ	は	な	そ	き	に

解答は65ページ

【脳トレーニング】

【スピードマルつけ】⑥

【問6】 下の文字表の向きはそのままでなるべく早く「言（ごんべん）」のつくすべての漢字をマル（○）で囲んでください。

制限時間：50秒

伴	彼	詩	桂	部	積
社	権	像	湘	株	新
計	版	陣	服	汁	説
勝	際	動	根	報	明
線	設	託	転	坊	遅

解答は65ページ

【脳トレーニング】

【瞬間視ドリル】問題

上から1行ずつ、5秒間だけ見て覚えたら、次のページの該当する空欄に覚えた数字を書き出しましょう。書き出した数字が合っていれば、次の行に進みましょう。覚えられる数字の桁数が増えるほど記憶力アップになります。

制限時間：各5秒

3桁①	3 1 5
3桁②	7 2 8
4桁①	5 7 2 0
4桁②	4 1 6 3
5桁①	6 5 0 8 3
5桁②	7 9 1 3 7
6桁①	3 1 8 4 6 9
6桁②	5 9 3 7 0 2
7桁	9 3 8 5 2 4 7
8桁	4 9 2 3 1 8 2 6

【脳トレーニング】

【瞬間視ドリル】解答欄

前のページで暗記した数字を思い出して順番に書き出しましょう。

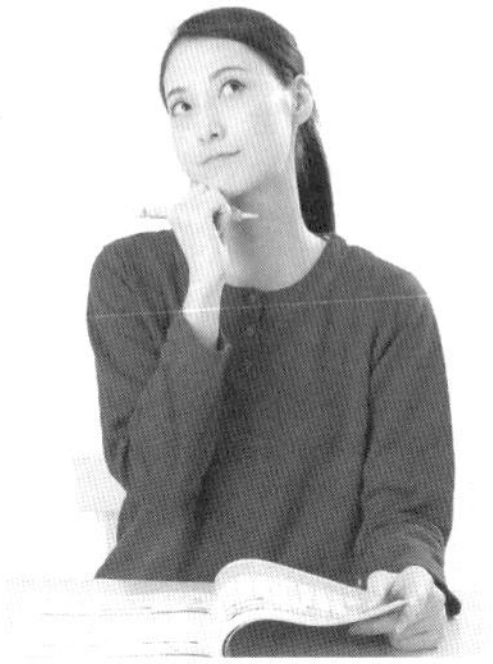

3桁①	
3桁②	
4桁①	
4桁②	
5桁①	
5桁②	
6桁①	
6桁②	
7桁	
8桁	

【なぞって迷路】①

【なぞって迷路】は、実線の上を目でたどるものです。スタート（上下どちらから始めてもかまいません）から線の上をたどってもうひとつのスタートをゴールとして目指します。目標時間内にたどり着けるようにゴールしましょう。

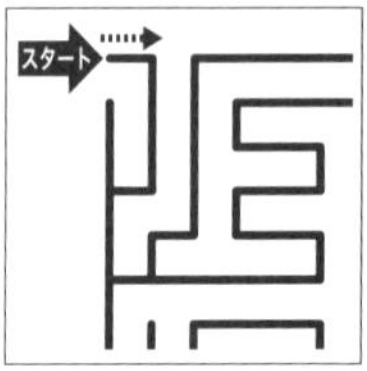

目標時間：30秒

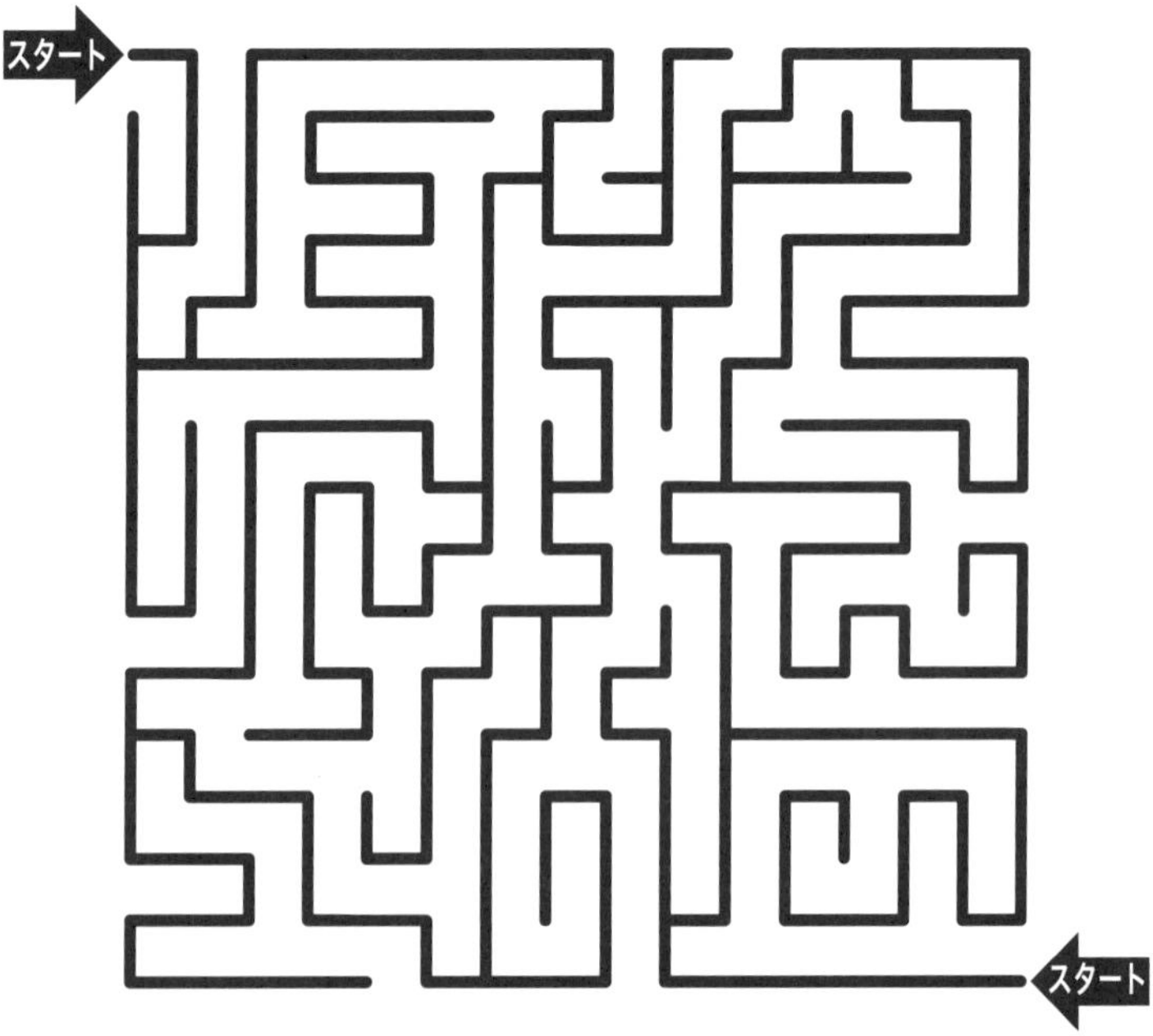

解答は65ページ

【脳トレーニング】

【なぞって迷路】②

【なぞって迷路】は、実線の上を目でたどるものです。スタート（上下どちらから始めてもかまいません）から線の上をたどってもうひとつのスタートをゴールとして目指します。目標時間内にたどり着けるようにゴールしましょう。

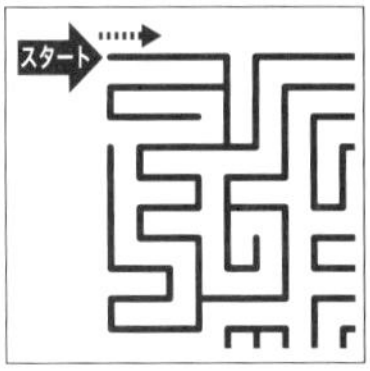

目標時間：40秒

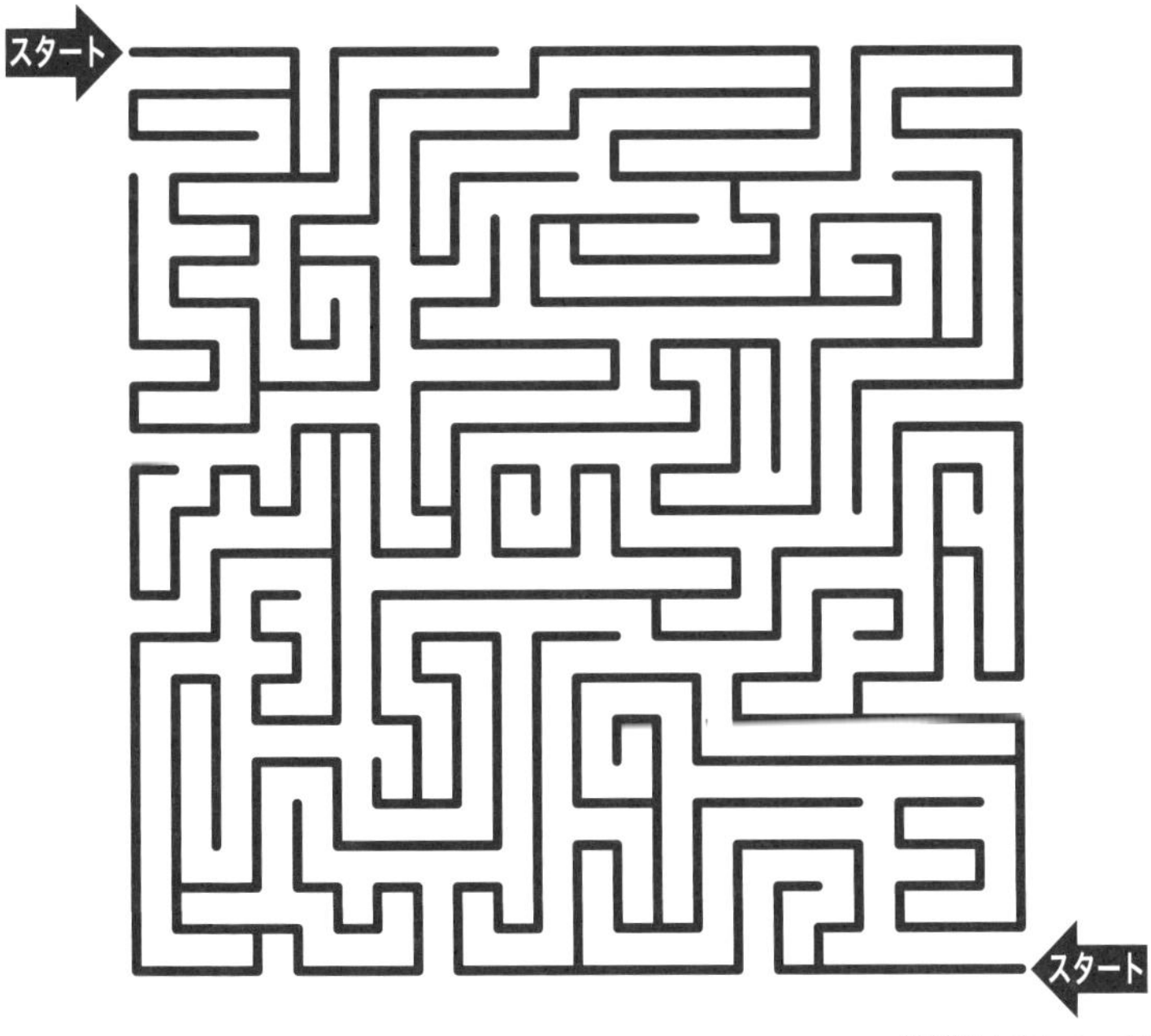

解答は65ページ

【脳トレーニング】

【季節絵なぞり】の使い方

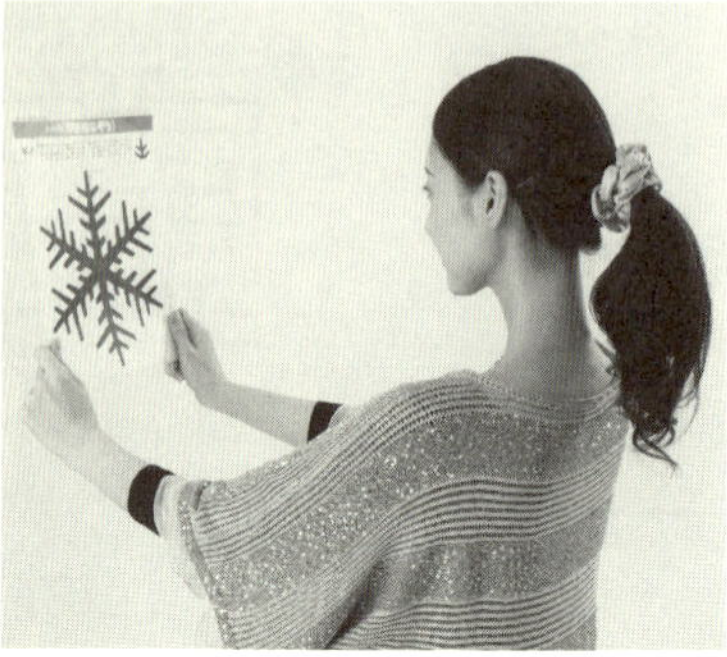

1 【季節絵なぞり】の中心が自分の顔の中心に合うように持ってください。このとき、【季節絵なぞり】と顔の間は50㎝ほど離れるようにして、眼鏡やコンタクトレンズをしている人ははずして裸眼で行います

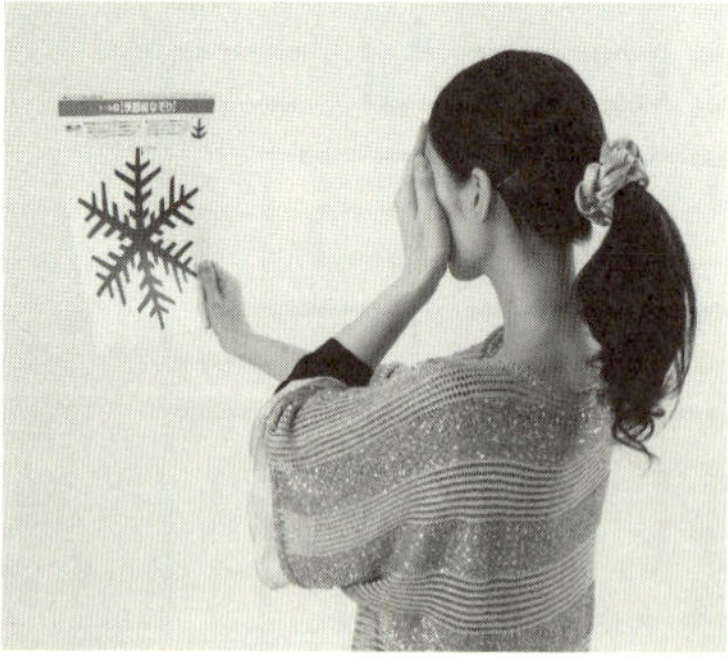

2 片目を手でふさいで、顔を動かさずに目で絵を時計回りになぞります。1周したら逆回りも同様になぞって1セット。これを両目とも朝晩1セットずつ行いましょう

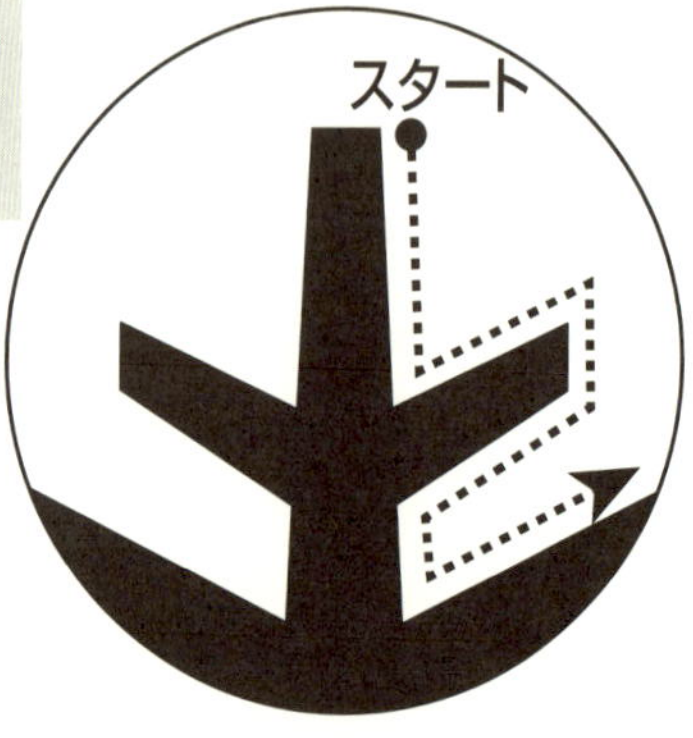

【P54〜59、P62〜63の解答】

P54〜55 【問1】5つ 【問2】「△」3つ 「☆」4つ

P56〜57 【問3】「か」4つ 「は」3つ

【問4】「扌(てへん)」4つ 「⺮(たけかんむり)」5つ

P58〜59 【問5】5つ 【問6】5つ

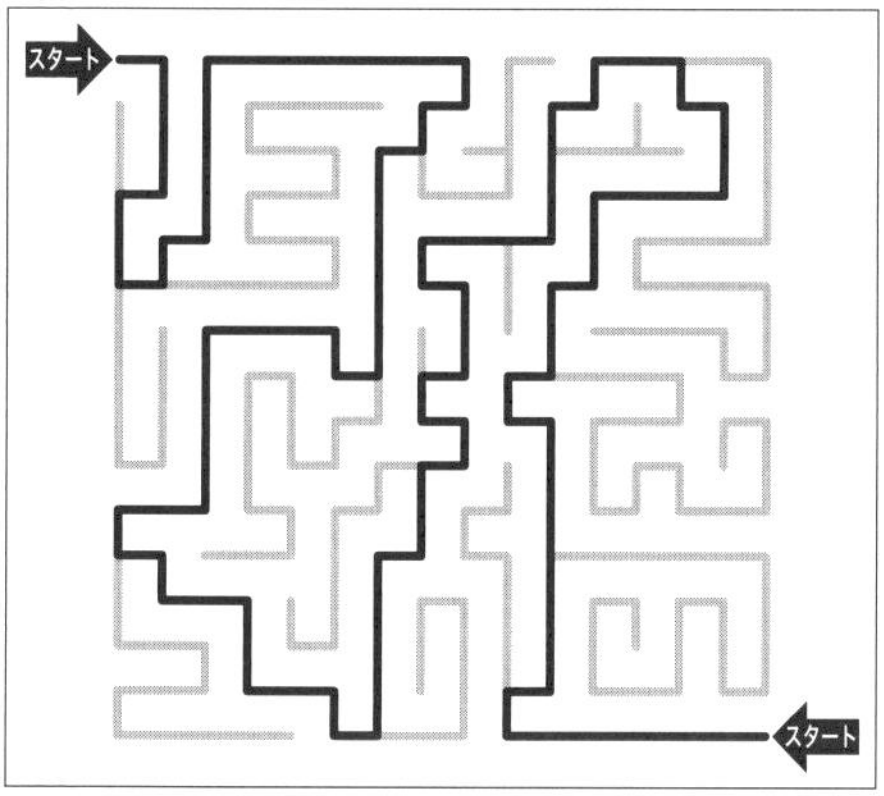

P62【なぞって迷路】①の解答

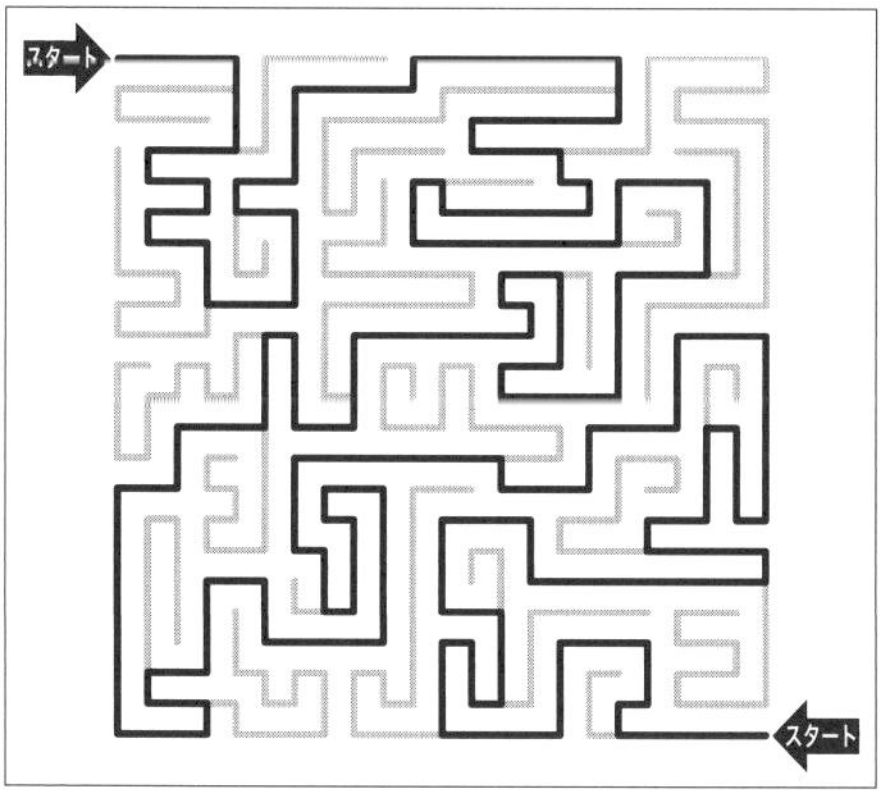

P63【なぞって迷路】②の解答

【視力チェックと基本トレーニング】

目は全身の健康状態を映し出す鏡。生活習慣を改善することで、視力低下や眼精疲労、眼病は防げる

「目は口ほどにものを言う」ということわざがあるように、目は心の状態をそのままに映し出します。

たとえば、やる気があるときは目に力があり、逆に不調なときは目に力がありません。心が落ち着かないときにキョロキョロしたり、精神的に動揺すると目が泳ぐのも、その一例です。

同じようにして、目は体の状態も表します。「体は健康なのに目の病気になってしまった」という人がいますが、私が長年、患者さんを治療してきた経験上、目だけ病気で体が健康であるという状態はありえません。

目に病気が現れたということは、自覚症状がなかっただけで、いつ内臓の病気を発症し

てもおかしくない状態です。つまり、目の健康を保つためには、体全体を健康にすることがもっとも重要なのです。

そこで、1日目はまず、自分の目の状態を知って、適切な生活習慣を身に付けることを目標とし、2日目以降のトレーニングの効果をさらに高める簡単なストレッチやマッサージ、目の老化を止める食事を紹介します。

1日目だけとはいわず、毎日続けることで目の血行がよくなり、全身の病気を防ぐことができます。

まずは、3ページの【視力チェック表】と4ページの【乱視チェック表】を使って、視力と乱視の度合いを測定してみてください。やり方は、16ページに詳しく紹介しています。

そして5日後、すべてのトレーニングをやり終えた後にもう一度測ってみましょう。個人差はありますが、視力が向上しているはずです。

【視力チェックと基本トレーニング】

視力回復と眼病予防のために活性酸素から身を守る生活と血行を促すトレーニングを

■偏った生活習慣は血液をドロドロにする

糖尿病、がん、脳卒中。これらの病気は生活習慣病と呼ばれています。偏った生活習慣は内臓だけに影響するものではありません。

糖尿病の合併症である糖尿病網膜症はもちろん、水晶体《すいしょうたい》が白く濁《にご》って視力が低下する白内障や、視神経が圧迫されて視野が欠ける緑内障といった眼病も、生活習慣が原因であることがほとんどです。

偏った生活習慣は血液をドロドロにし、血流を悪化させます。全身の細胞に酸素や栄養素を運んでいる血液は、もちろん目にも流れています。

たとえば、甘いものや脂っこいものを食べ

すぎると脂肪が増え、血液がドロドロになって血流が悪くなります。そうなると、細胞の隅々に酸素や栄養が届きづらくなります。特に、毛細血管の多い目は、血管が詰まりやすく症状が出やすい器官なのです。

また、血液をドロドロにする要因のひとつに活性酸素があります。活性酸素はストレスや睡眠不足、喫煙、食べすぎや激しい運動、またパソコンやテレビなど液晶画面を長時間見ることでも発生します。

活性酸素は本来、体の中のばい菌を退治するものですが、大量に発生すると細胞を攻撃し、老化させます。

目がかすむ、物がぼやけるといった目の老化はこの活性酸素による症状で、生活習慣病の前ぶれでもあるのです。

次のような目の病気が進行している場合は、19ページから22ページで紹介している基本の動作やトレーニングを行わないでください。無理に目を刺激すると悪化させることがあるからです。

・白内障　・緑内障　・糖尿病網膜症　・飛蚊症　・ぶどう膜炎　・変性近視　・加齢黄斑変性
・角膜疾患

眼科医の診察を受け、適切な治療に励みましょう。

■眼球の仕組みを知って適切なトレーニングを

病気でない場合の視力の低下や目の不調は、生活習慣の改善と毎日のトレーニングで解消することができます。

トレーニングを始める前に、目の構造について説明しましょう。71ページの図1を見てわかるように、目は高度な精密機器のように分化されています。

眼球の大部分を占める硝子体は、無色透明の光の通り道で、網膜を傷つけないようにクッションの役割をしています。そして、同じく無色透明の水晶体は、カメラでいうレンズの役割をしています。

その水晶体の厚みを調整して、遠近のバランスをとるのが毛様体筋です。毛様体筋が伸縮することで、焦点を合わせています。毛様体筋が衰えると、遠近のピントが合わず、物がぼやけて見えます。

虹彩筋はカメラの絞《しぼ》りにあたり、瞳孔《どうこう》（ひとみ）の大きさを変えて、目に入る光の量を調整しています。虹彩筋が衰えると、明暗の調節ができず、暗いところで目が慣れるのに時間がかかったり、物が見えづらくなったりします。

続いて、図2を見てください。眼球は上下左右から6つの筋肉で支えられています。これら6

眼球の仕組みと外眼筋

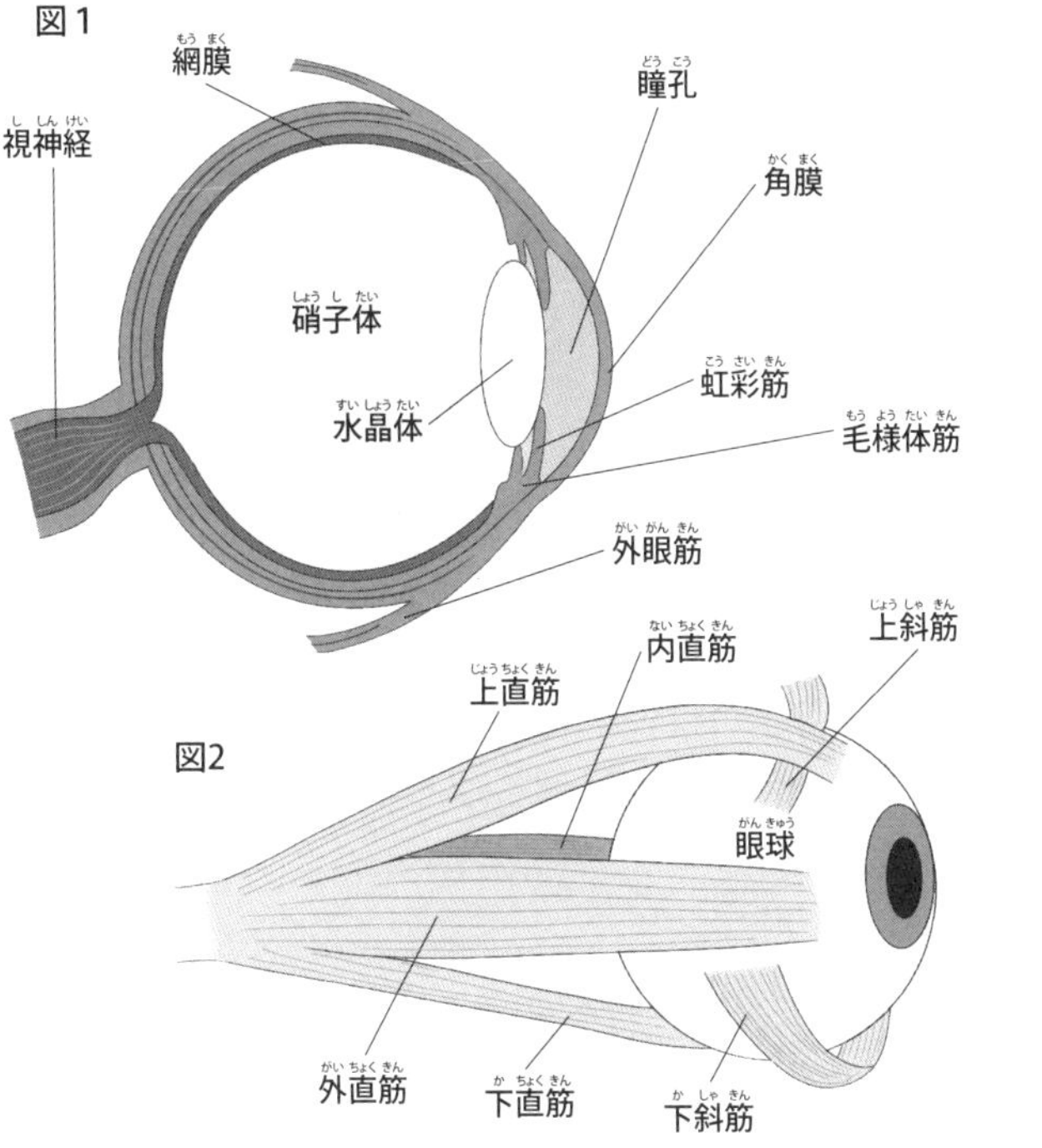

つの筋肉を総称して外眼筋と呼びます。外眼筋が衰えると、文字を読むのが遅くなったり、読み間違いが多くなったりします。

　毛様体筋、虹彩筋、外眼筋、これらの筋肉を鍛えれば、視力低下や目の不調は改善できます。19ページから22ページで目の血行をよくして2日目以降のトレーニングの効果を高める基本の動作を紹介しています。

【毛様体筋トレーニング】

水晶体の厚みを変える毛様体筋は遠近トレーニングを続けることでピント調整力が戻ってくる

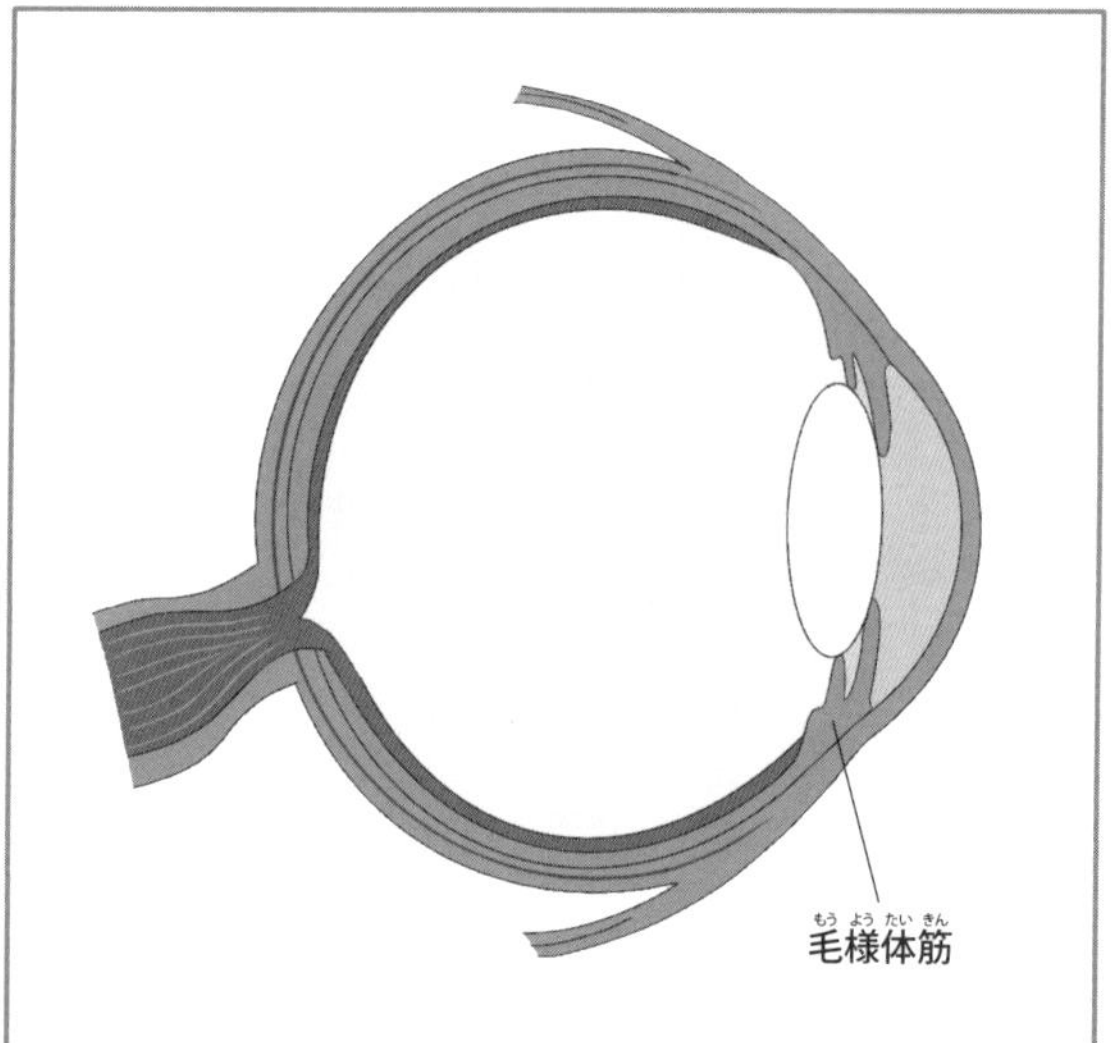

■ピントを調整する毛様体筋。パソコンの普及で老化が加速

毛様体筋は、ものを見るときにピントを調

整する働きをしています。カメラでいうところのオートフォーカス。自動ピント合わせと考えるとわかりやすいでしょう。

レンズの役割をする水晶体《すいしょうたい》は、毛様体から伸びている毛様体小帯《しょうたい》という繊維によって支えられており、近くを見るときは毛様体筋が収縮して水晶体を厚くし、遠くを見るときは緩んで水晶体を薄くしてピントを合わせます。視線の先が遠くと近くを素早く行き来しても、ぼやけないでよく見えるのは、毛様体筋がしなやかだからです。

ピント合わせをする毛様体筋が衰えると、手元や遠くが見づらくなります。とくに40代後半から始まるといわれる老眼は、新聞や文庫本、成分表示などの小さい文字が見えにくくなってきます。

ところが、最近は「老眼の年齢ではないのに老眼鏡が必要」「急に近眼になった」という声を多く聞きます。これはパソコンが一気に普及し、近くばかりを見つめる生活が多くなって毛様体筋の老化が加速したからだといえます。今後、老眼は低年齢化する可能性があります。

■毎日のトレーニングで近くや遠くの見づらさは回復する

パソコンによる毛様体筋の衰えは、生活習慣病のひとつといえます。糖尿病も高血圧も食習慣の見直しや適度な運動によって改善するのと同様、毛様体筋の衰えもいくつかのトレーニングによって回復できます。

どのトレーニングも衰えた毛様体筋を鍛え、遠近のピントを素早く合わせることを目的としています。地道ですが、続けることによってピント調整力が戻ってくるのを実感できるでしょう。

【遠景&ペン注視法】（P23）や【指スライド法】（P24）は、遠くと近くを交互に見ることで疲れてこり固まってしまった毛様体筋をほぐし、ピント調整力を鍛える方法です。【遠方凝視法】（P25）は、遠くの一点を意識して見ることで毛様体筋を鍛えます。

【イメージ近法】（P26）は、本や新聞の1文字を見て、目を閉じた状態でも焦点を合わせ続けるイメージをトレーニングします。毛様体筋は目を閉じると緩むので、そこを維持することがポイントです。目を閉じている時間が長いほど難易度が高くなります。

【3点凝視カード】（P27）は、老眼におすすめのトレーニングです。

【平面遠近法】（P28）は、大小の文字を使って平面で遠近を調節しながら、視線を上下左右に動かすトレーニングです。私たちの脳は、大きなものを近くに、小さなものを遠くにあると錯覚しますが、これを利用した【平面遠近法】は、遠近のトレーニングと距離感を強化します。

なお、トレーニングによって白内障などの眼病は治せません。目に異常のある人は眼科医を受診してください。

【外眼筋トレーニング】

眼球の周りにある6つの外眼筋は、目を動かす重要な筋肉。バランスよく鍛えれば、視力が回復することも!

視力回復には、眼球を支える目のまわりの筋肉を強化することも必要です。具体的には、上斜筋、上直筋、内直筋、下斜筋、外直筋、下直筋の6つの外眼筋を鍛えます。

現代人は、パソコンや携帯電話など、近くの画面を長時間見続けることが多くなって、眼球を動かす機会が減ったために、この外眼筋が弱まっている人がほとんど。外眼筋の筋力が弱まると、筋肉が支えている眼球にゆがみが生じて、近視や遠視、乱視の症状が現れてしまいます。また、外眼筋のうちどれかひとつの筋肉が強すぎてもゆがみが出てしまうので、6つの外眼筋が均等になるように、バランスよく強化することが重要になってきます。

では、どのように外眼筋を鍛えればいいの

6つの外眼筋

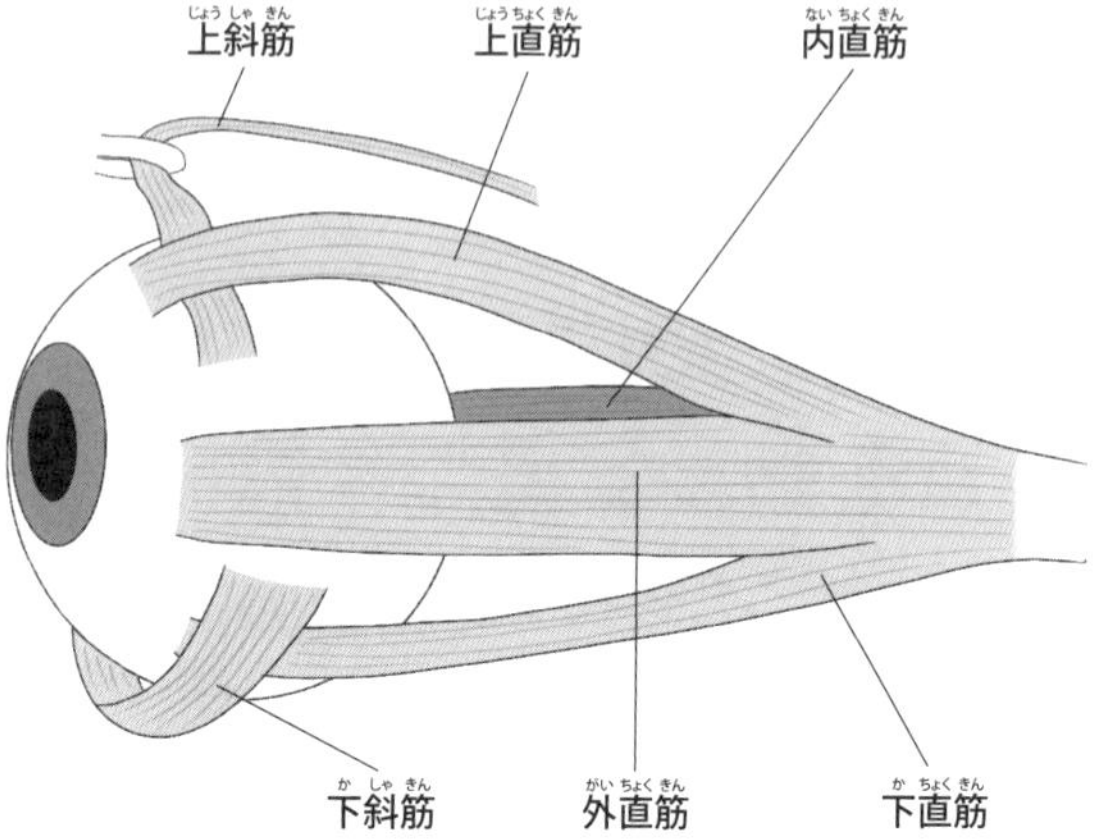

でしょうか？ それは、眼球だけを大きくリズミカルに動かしていくトレーニングをするだけです。

【キャップ落としエクササイズ】（P30）は、顔を動かさずに、目だけで的の位置を把握することで外眼筋が鍛えられます。【数字さがし】（P32）、【図形さがし】（P38）、【ランダム読み】（P42）は、頭や顔を動かさずに、眼球だけを動かして、数字や図形、言葉を探します。上下左右斜めに眼球を動かすことで、バランスよく眼筋が鍛えられます。

【ジグザグポスター】（P43）は眼球の上下左右の動きを強化。【ぐるぐるポスター】（P44）は、眼球を円状に動かすことで6種類の外眼筋をまんべんなく鍛えられるのです。

【虹彩筋トレーニング】

瞳孔を大きくしたり 小さくしたりして 光の量を調整する虹彩筋を 鍛え、光の明暗を 切り替える力を上げる

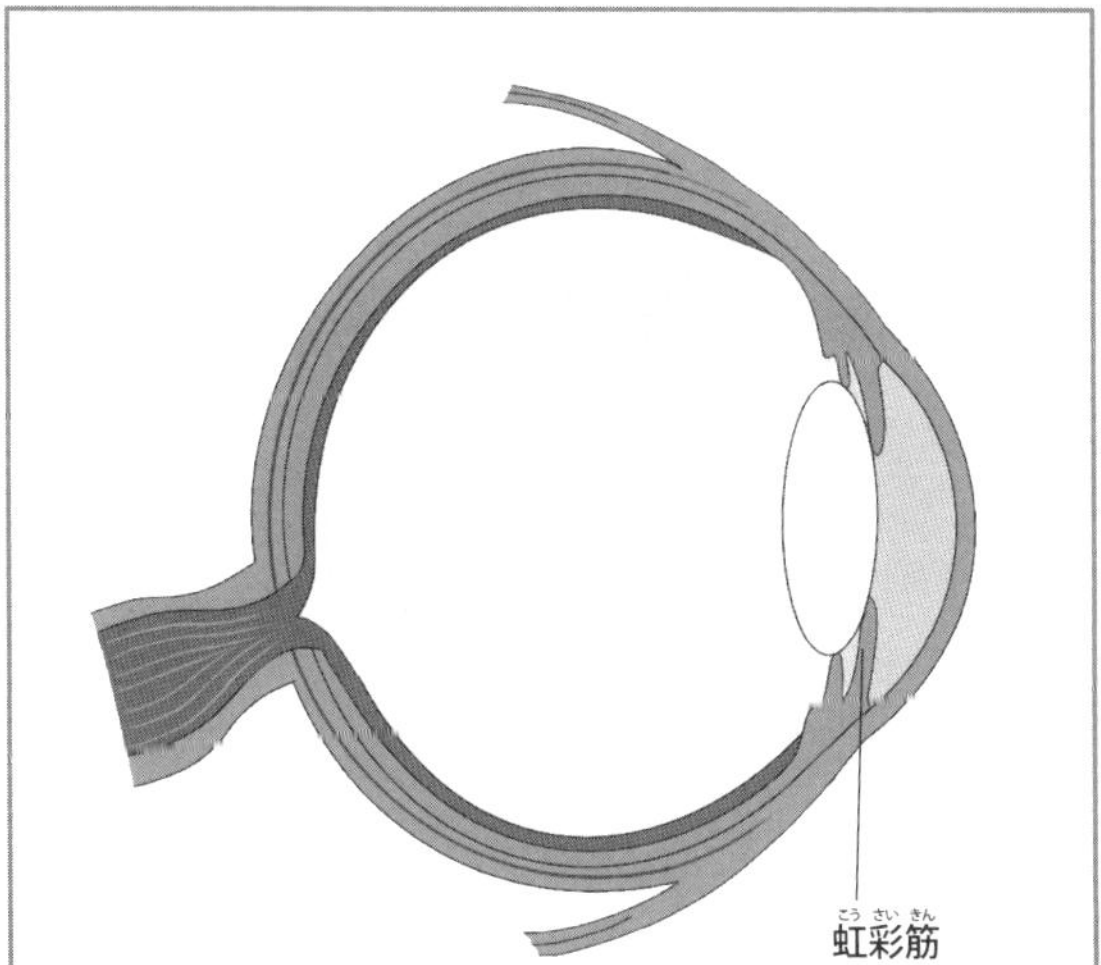

虹彩筋とは、黒目の周りにある茶色い部分のことで、茶目ともいいます。虹彩筋には、褐色または黒色の色素であるメラニンが含ま

れており、日本人の目が茶色なのは、メラニン色素が多いから。白人は少ないので、青い目をしています。虹彩筋の働きは、明暗を感じ取って、瞳孔を閉じたり開いたりすることで光の量を調整するというものです。鏡で自分の目をのぞいて見るとわかりますが、明るい場所では瞳孔が小さくなり、暗い場所では大きくなります。このとき、瞳孔の大きさを変えているのが虹彩筋で、カメラでいうと絞りに当たります。

虹彩筋は、年齢とともにだんだん衰えていきます。虹彩筋の働きがにぶくなると、ものが見えづらくなります。

たとえば、トンネルや暗い部屋に入ったとき、最初は真っ暗で周囲がよく見えませんが、目が慣れてくるとだんだん見えるようになってくるかと思います。これは、虹彩筋が瞳孔を広げて目に入る光の量を多くしているためです。

ところが虹彩筋が衰えてしまうと、光の量が同じままなので、真っ暗なままでよく見えない……ということになってしまいます。逆に暗い所から明るい所に出るときは、まぶしくて見えづらい、ということになります。

光の明暗を感じ取って光の量をうまく調整できるよう、瞳孔を開いたり閉じたりして虹彩筋を鍛えるトレーニングを45〜51ページで紹介しているので参考にしてください。

【脳トレーニング】

大脳皮質と眼球運動はつながっている。目で見ることで脳に刺激を送って記憶力・集中力・想像力を高める

そもそも「見る」ということは、目が受け取った情報が視神経を通して脳に伝わり、それを受け取った脳が情報処理をして再び目へとフィードバックする、という一連の行為をいいます。脳はその人にとって都合のいいように不要な映像を消したりすることでバランスを取っています。つまり、目が情報を受け取る窓口として機能しているだけでなく、脳が「見える」と認識しなければ正しく「見て」いることにはなりません。急性アルコール中毒で視界がぼやけたり目が見えなくなることがありますが、それは神経毒であるアルコールによって脳が麻痺《まひ》したため「見えなくなった」ことにほかなりません。このように脳と目は密接に関係しているのです。

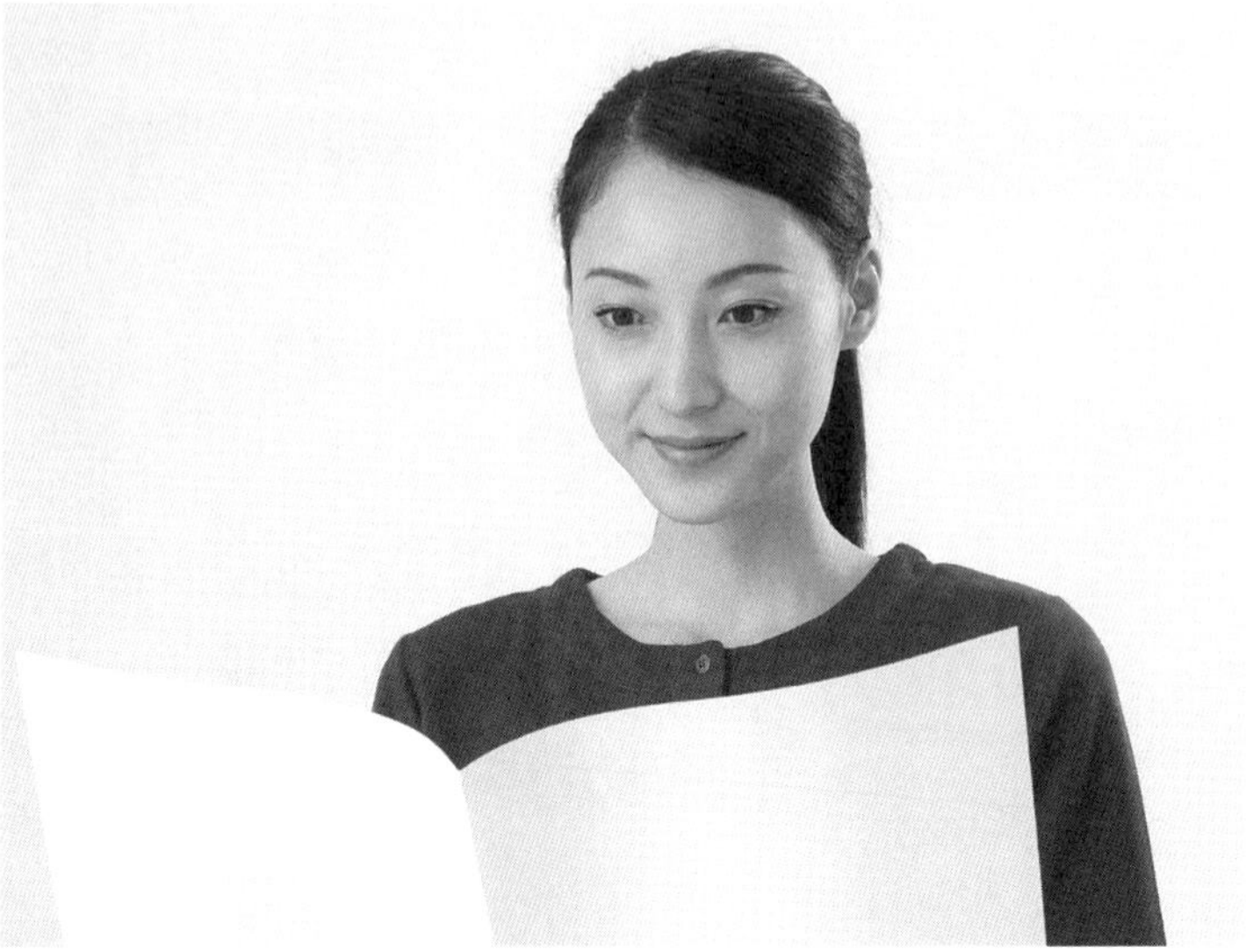

また、眼球運動に欠かせない目の周辺の筋肉（外眼筋《がいがんきん》）も脳と視神経でつながっています。脳のどこに損傷を受けたかによって、欠ける視野が変わるのはこのためです。細かな視神経が網の目のように脳内を走り、目の動きとの微調整を行っているのです。

ですから、脳を鍛えることは視力アップにも非常に有効です。まずは【スピードシフティング】（P52）で動いているものをとらえる力、動体視力を鍛えて脳に刺激を送ります。続く【スピードマルつけ】（P54）、【瞬間視ドリル】（P60）、【なぞって迷路】（P62）、【季節絵なぞり】（P64）、で目を動かしながら脳を働かせて、脳力と視力アップを目指しましょう。

物が見える仕組み

私たちが物を見るときには、瞳孔から目に入った光が虹彩で調節され、ピントを調節する水晶体で屈折、透明なゲル状の硝子体を通過して、網膜の黄斑に焦点を結び、視神経を通じて信号として脳に伝達され、像として認識されます。

カメラに似ている目の仕組み

角膜はレンズのフィルター、虹彩は絞り、水晶体はレンズ、硝子体はボディ(暗室部)、網膜はフィルムに相当する役割を果たしている。

目の仕組み

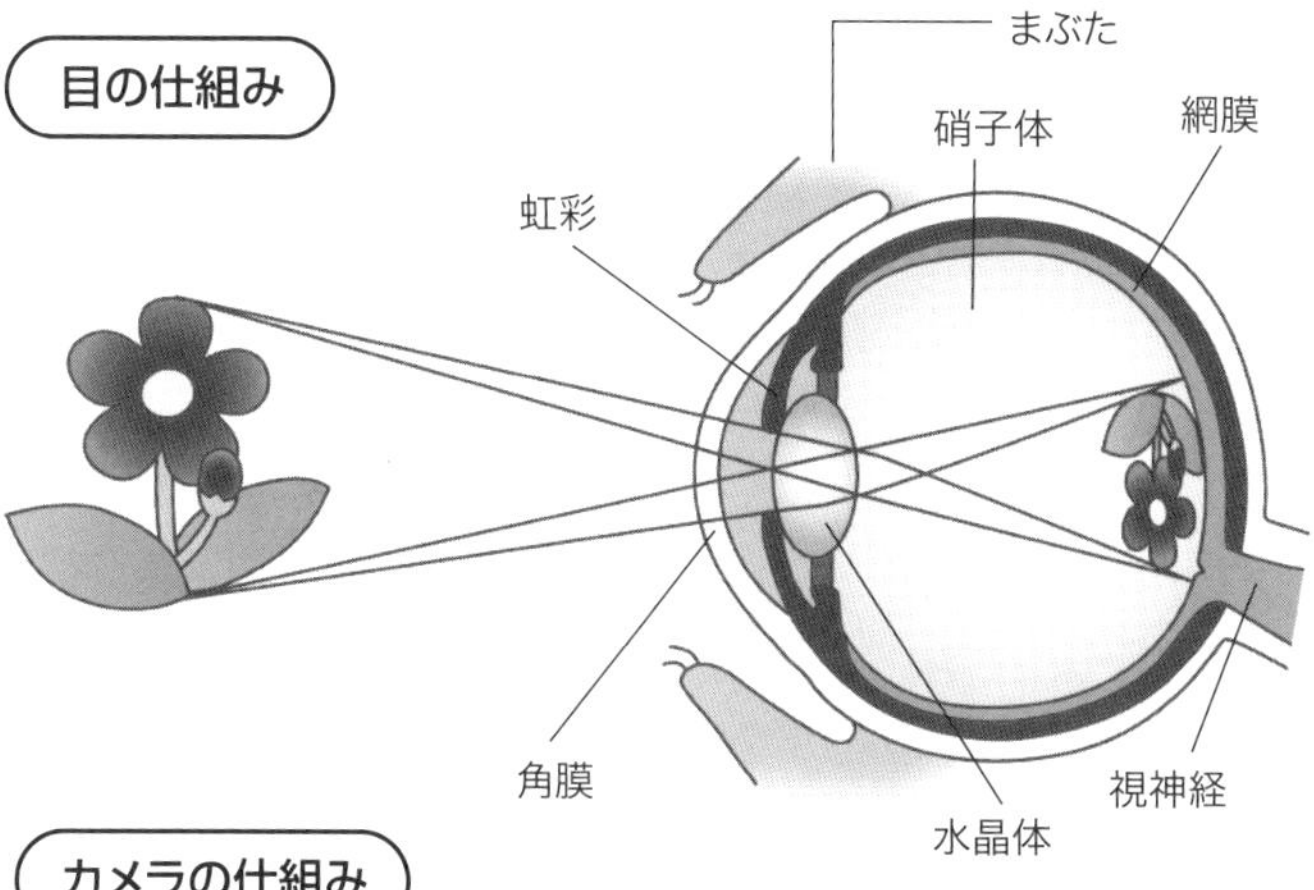

カメラの仕組み

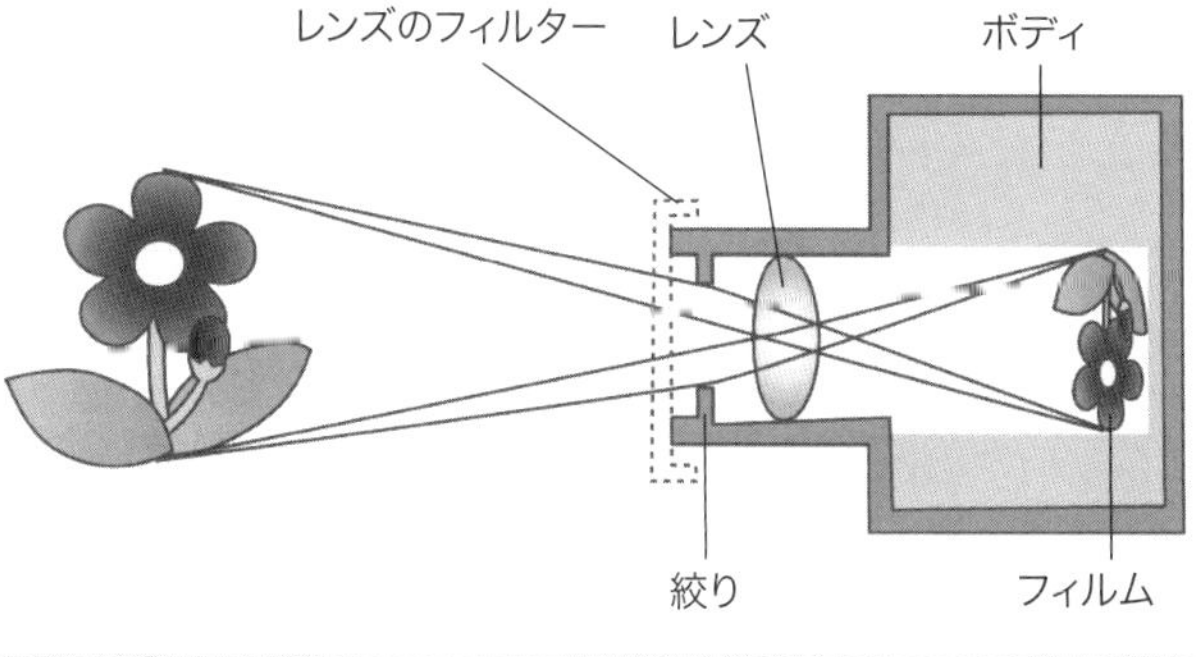

目の病気を早期発見する手がかりとなる自覚症状

代表的な目の自覚症状と関連する目の病気をまとめたのが下の図です。見え方に異常を感じたら、医療機関を受診するようにしましょう。

代表的な目の自覚症状と関連する疾患

自覚症状	見えているイメージ	関連する疾患
近視（遠くが見えない）	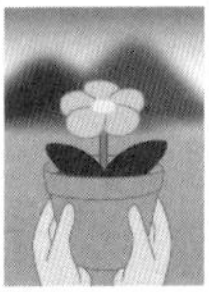	屈折異常
遠視（近くが見えない）	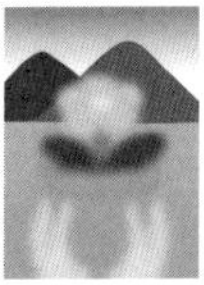	屈折異常
乱視（遠くも近くもぼける）	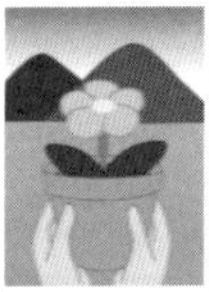	屈折異常
視野がかすむ、ぼやける	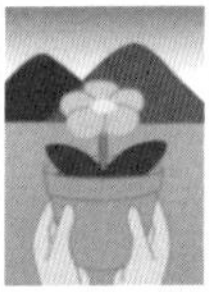	角膜疾患、網脈絡膜疾患、涙の異常など
物がゆがんで見える、中心部が見えにくくなる	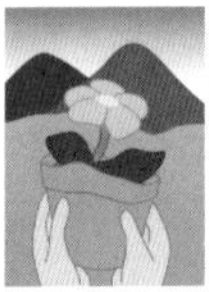	加齢黄斑変性、中心性網膜症、網膜剥離、黄斑部網膜前膜形成症など
視野が欠ける	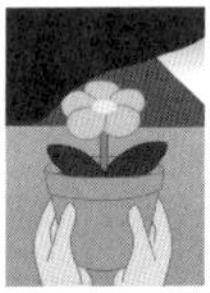	網膜剥離、網膜静脈閉塞症、緑内障、脳梗塞や脳腫瘍など脳の病気
稲妻状に光る部分が見えない	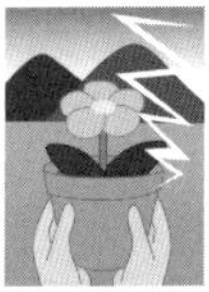	閃輝性暗点。主として脳内循環障害など
黒い物体が見える	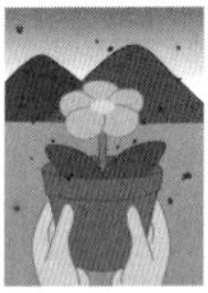	飛蚊症、網膜剥離の前兆になることがある
物が重なって見える（複視）	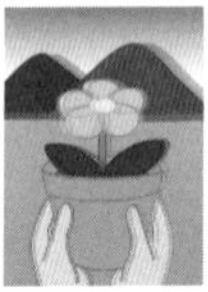	眼筋麻痺、単眼複視の場合は角膜や水晶体の異常（白内障）など
異常がない目で見られる画像	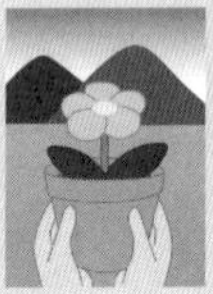	

PART 2

〈視力超回復食〉

食べるだけ、飲むだけで衰えた視力をここまで復活できる

目の病気を治す最善の方法は、血液の浄化。1日2食の少食生活が、緑内障や黄斑変性を改善する

◆加齢で起こる眼病は、少食にすれば治る

白内障や緑内障、黄斑変性など加齢が原因で起こる眼病は、生活習慣を見直して少食にすれば、誰でも改善する、と私は信じています。生活習慣については、128ページでふれますので、ここでは少食の話をしたいと思います。

さて、目の健康と少食の関係が結びつかない……と、首をかしげる人がいるかもしれません。しかしこの2つは、非常に深い関係です。たとえば、少食に変えた70代の女性は白内障の進行が止まり、70代の男性は糖尿病の合併症による眼底出血がおさまりました。これらは決して珍しい例ではないのです。ではまず、なぜ少食が眼病によいのかを理解してほしいと思います。その理由は、血液にあります。

血液には、酸素や栄養を送ったり、毒素や老廃物を回収したりする役割があります。ところが食生活が乱れて血液がドロドロになると、その働きが十分でなくなり、脳卒中やがんといったさ

まざまな病気を引き起こします。

血液は全身を巡っています。もちろん目にもです。血液がドロドロになり滞ることで目にも悪影響が及び、眼病として現れるのです。眼病を治すには、血液の浄化が最善。私はそう考えています。

◆栄養のバランスをとり、質のよい食品を選ぶ

血液の浄化には、玄米菜食を基本とした1日2食の少食が一番です。少食の効能は92ページでふれますので、ここでは少食にスムーズに移れる方法を紹介しましょう。

1日3食からいきなり2食にするのは大変なので、上の図のように3段階に分けて実践してみてください。

まずは、間食や夜食をやめます。それができたら食事の量を腹八分目に。腹八分目に慣れたら朝食を抜き、1日2食の少食生活を始めます。朝は青汁を飲むことがおすすめなので、88ペー

「1日2食」への3ステップ

その1
間食・夜食をやめる
↓
その2
腹八分目を守る
↓
その3
朝食を抜き1日2食に!

ジで詳しくお話しします。

少食といっても、やみくもに量を減らすだけでは逆効果です。栄養のバランスを考えながら、次のような質のよい食品を選ぶことが大切です。

①主食は未精白の穀類にする

胚芽やぬかのついた未精白の穀類を食べましょう。胚芽やぬかに含まれるビタミン類や鉄分、食物繊維といった栄養素は、血液を浄化するために必要な栄養素だからです。

②副食は野菜、海藻、魚介類

目は体の中で最も栄養素を消費する器官です。各種のビタミンやミネラル類を、野菜や海藻、魚介類からきちんととりましょう。肉類は血液をドロドロにするので、たんぱく質の摂取は、魚や豆類から。

③甘いものや脂っこいものを控える

血液をドロドロにする甘いものと脂っこいものは、目だけでなく、全身の健康をそこなう最大の敵だと思ってください。とはいえ、料理に甘みがないと寂しいもの。甘みを加えたいときは、炒めた玉ねぎや、塩麹や甘酒を料理にプラスしましょう。練り製品や加工食品の中にも砂糖が潜んでいるので注意を。左の表に控えたい食品ものせましたので、活用してください。

目にいい食品を選ぼう

OK食品

毎日食べたい主食	玄米、発芽玄米、胚芽精米、雑穀類（五穀米など）、玄そば（穀のついたそばの実）、未精白パン、未精白のめん類など
毎日食べたい副食	有機野菜、海藻、豆類、魚介類（白身魚、小魚、いわし、さばなど）、ろ過した水、薬草茶（柿の葉茶などノンカフェインでビタミンCが豊富なお茶）など
できれば少量にしたい食品	季節の果物、純粋はちみつ、油（しそ油、ごま油、亜麻仁油、オリーブオイル）など

NG食品

控えたい食品

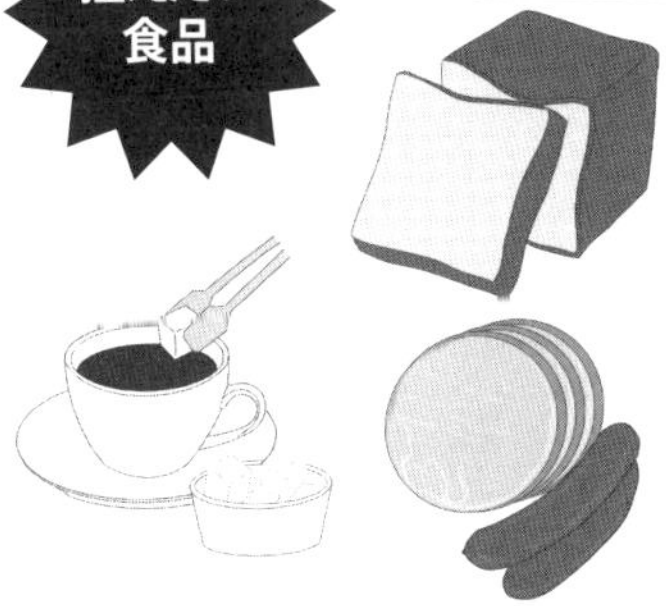

白米、精白パン、精白めん類、肉類、ハム、ソーセージ、練り製品、揚げ物、白砂糖、化学調味料、コーヒー、紅茶、ジュース、菓子類、水道水、酒など

朝は毒素を体外に排出する時間。食事を抜くかわりに抗酸化物質や食物繊維たっぷりの【青汁】を飲む

◆血液をドロドロにする活性酸素を青汁で撃退

1日2食の少食生活に取り組む人たちには、朝食のかわりに青汁を飲むようすすめています。量は、体調と相談しながら180～360㎖を目安に。

目にいい青汁というのは、一年じゅう手に入る小松菜をベースに、2～3種類の旬の野菜を組み合わせた手作りの青汁です。旬の野菜には栄養素がたくさん詰まっています。89ページのコツを参考にして、好みの野菜で作ってみてください。作る時間のない人は市販品でもかまいません。

青汁を飲む利点は2つあります。まずは、血液をドロドロにする活性酸素を退治するビタミンCなどの抗酸化成分や、亜鉛や鉄などのミネラル類をとれる点。活性酸素とは、細胞をさびつかせて老化に導く物質のことです。

2つ目は、食物繊維がとれる点です。体の毒素の75％もが、排便によって排出されます。食物繊維をたっぷりとれる青汁は、便秘改善の強い味方。便通がよくなれば、血液の巡りもよくなり

ます。

ところで、「朝食より夕食を抜いたほうが体にいいのでは？」と思う人もいるかもしれません。

しかしこれには理由があります。

◆朝は毒素を排出する時間。水分をとって、尿を出す

一日の体のリズムは、午前4時～正午が毒素を出す時間、正午～午後8時が栄養を吸収する時間、午後8時～午前4時が細胞の生まれ変わる時間、というふうに割り当てられています。

つまり朝は、便や尿を出して、毒素を排出することに専念したい時間帯です。

とはいえ、何も口にしてはいけないというわけではなく、尿を出すために、水分をたっぷりとってください。

目に効く【青汁】作りのコツ

1. 小松菜をベースに、旬の野菜を2～3種類使う
2. 糖分が多い果物は控える
3. 甘みを足して飲みやすくしたいときは、レモン汁かりんごをプラス
4. 酸化を防ぐために作りおきはせず、作りたてを飲む
5. ミキサーより、栄養素の破壊が少ない低速回転式ジューサーがおすすめ

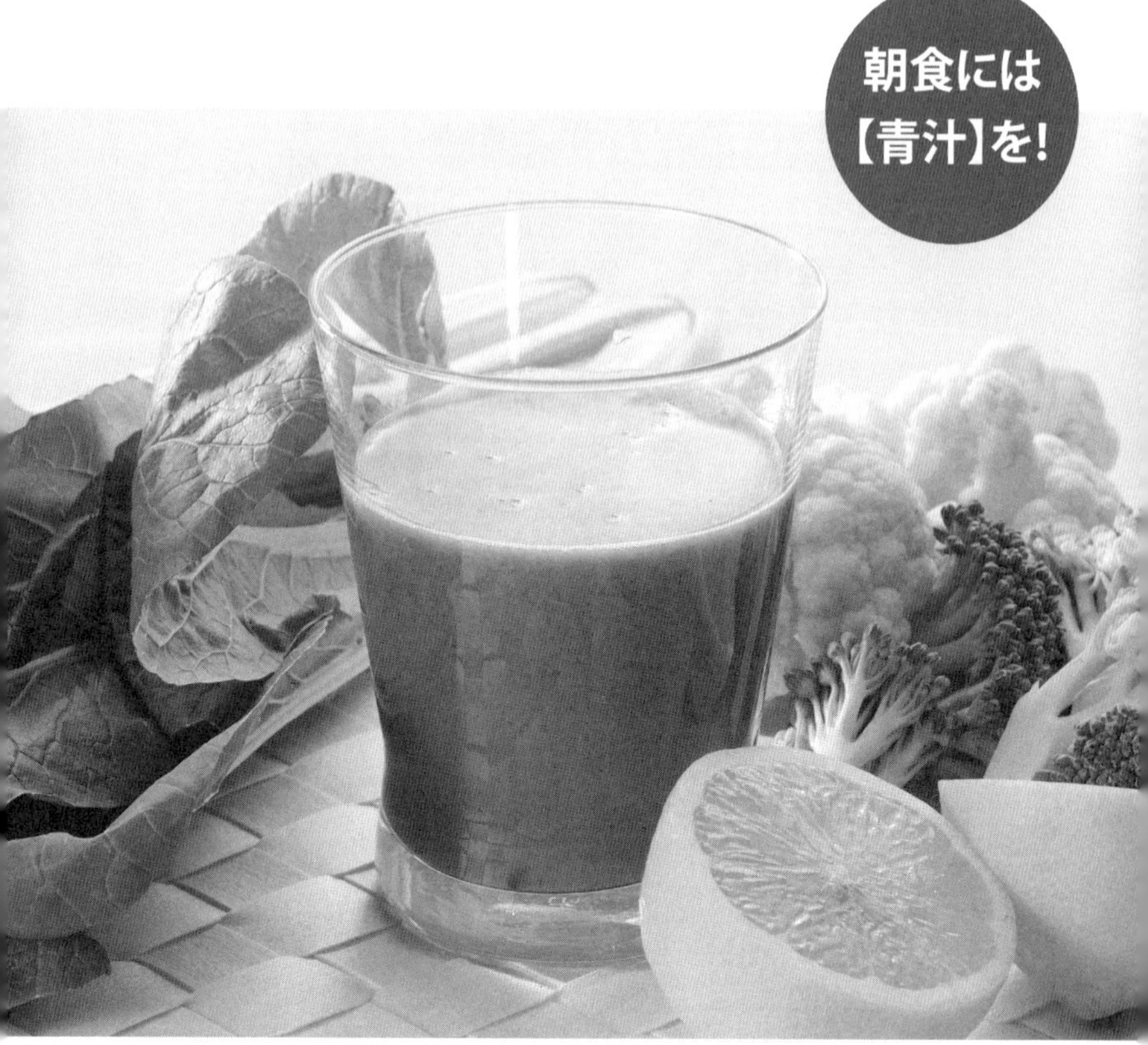

活性酸素を減らす小松菜とブロッコリーの青汁

レシピ・料理製作／落合貴子(フードコーディネーター)

材料(約200mℓ分)

小松菜…100g
ブロッコリー…100g
カリフラワー…100g
レモン汁…大さじ1

作り方

❶小松菜、ブロッコリー、カリフラワーを適当な大きさに切る
❷①をジューサーにかけ、レモン汁(または、すりおろしたりんご)を加える

＊ワーファリン(ワルファリン)を服用している人はビタミンKが薬の効き目を打ち消してしまうので、主治医に相談してください

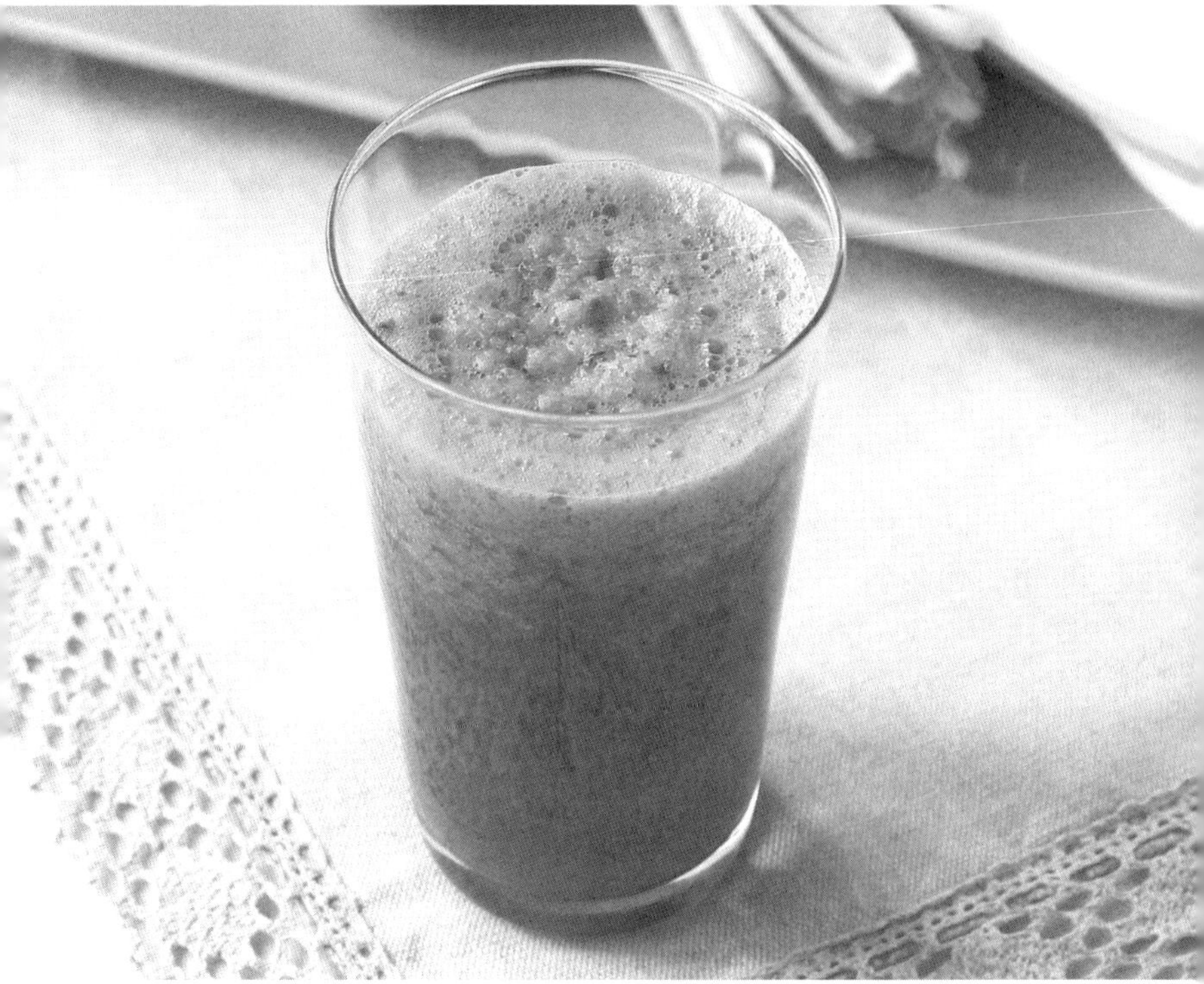

ビタミンCたっぷり小松菜とセロリの青汁

レシピ・料理製作／落合貴子（フードコーディネーター）

材料（約200mℓ分）

りんご…¼個（50g）
小松菜…1株（30g）
セロリ…20g
水…50mℓ
レモン汁…½個分

作り方

❶りんごは洗って芯を除き、小松菜は根元を落とす
❷①とセロリをざく切りにし、レモン汁、分量の水と一緒にミキサーで撹拌する
＊好みではちみつを加えてもよい

加齢に伴う目の病気は、生活習慣が原因。1日2食の少食生活、腹八分目を続ければ、眼病は改善する

◆少食生活で眼圧が下がり、水晶体の濁りがとれる

「腹八分目に病なし」ということわざがあるように、健康と長寿の秘訣は少食にあります。目の健康維持や眼病の予防・改善もしかり。左の眼底写真を見てください。1日2食の少食生活を柱とする生活改善を図ったところ、加齢黄斑変性による視力低下が回復しました。この患者さんだけでなく、少食生活によって眼圧が下がったり、白内障の水晶体の濁りがとれたりした人がたくさんいます。

ではなぜ、少食が眼病によいのでしょうか。白内障や緑内障、黄斑変性といった加齢に伴う眼病は、過食によって肥満になり、血液中の脂肪が増え過ぎる脂質異常症や、血糖値の高い状態が続く糖尿病などの生活習慣病が引き金になっているためです。言い換えると、眼病にかかるということは、常に血液がドロドロで血流の悪い状態が続いているということです。眼病を治すためには、生活習慣を見直し、血液をサラサラにすることが大切となります。なかでも食生活は重要

です。生活習慣については１２８ページでもふれていますので、ここでは食生活、とくに少食と栄養のバランスについて説明したいと思います。

実は少食にすると便秘が改善されます。血液をサラサラにするときに大敵となるのが便秘。便秘が続くと、毒素を体外に排出できなくなり、血液がドロドロになってしまうからです。便秘の原因はさまざまですが、現代人に多いのが食べ過ぎです。食べ過ぎをやめ、腹八分目にすること

加齢黄斑変性が少食生活でよくなった！

74才の女性。浸出物《しんしゅつぶつ》と呼ばれる黄色っぽい液体成分が見られる

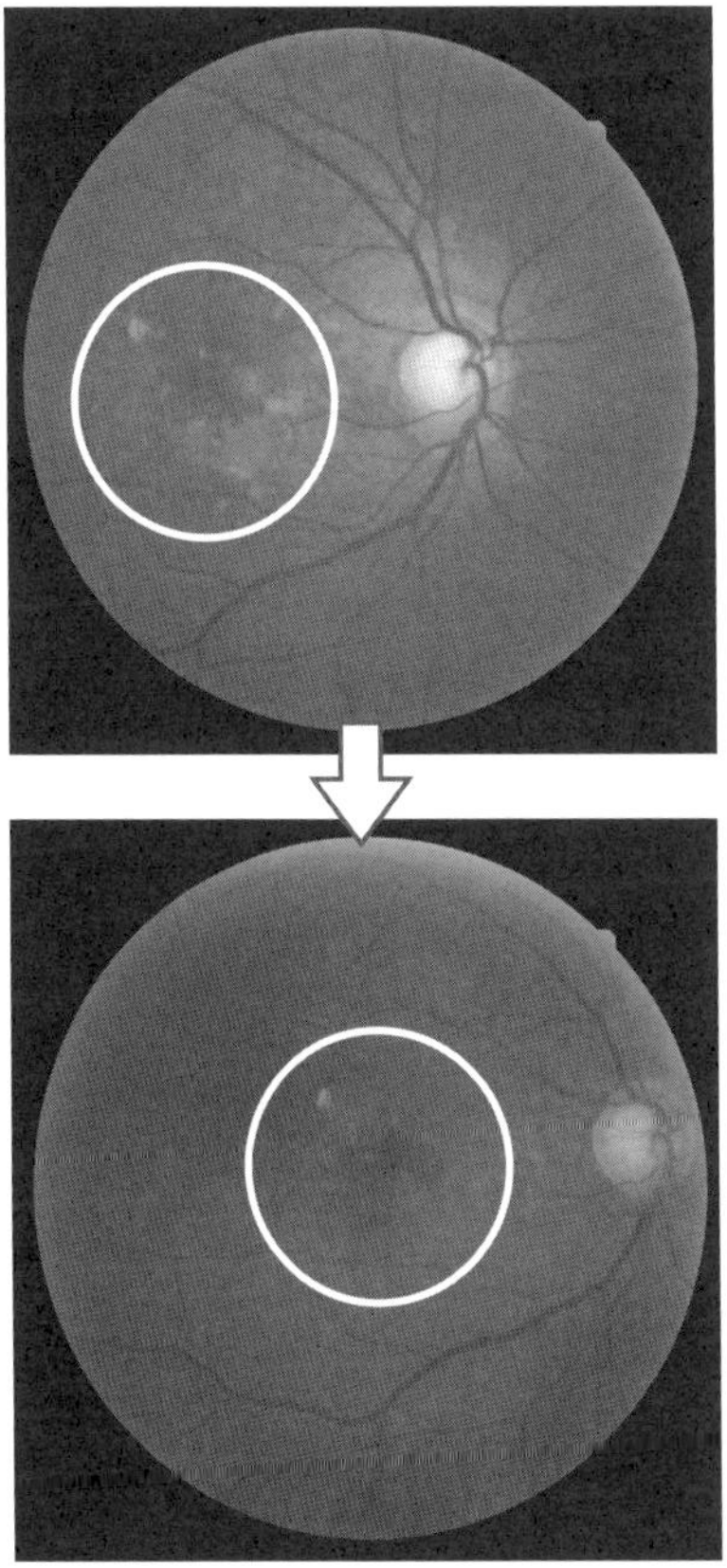

少食生活や運動などを続け、1年半で浸出物が消失した

で排便が促されます。

空腹になると、腸の蠕動《ぜんどう》運動を促すモチリンという消化管ホルモンが出てきます。ところが、食べ過ぎたり、間食をしたりして満腹の状態が続くと、モチリンが分泌されないため、腸が動かず、便秘になってしまいます。空腹の時間を作るためには、食べ過ぎをやめ、腹八分目にすることが必要というわけです。

◆食後に走れるくらいの食事量を目安に

腹八分目の量は人それぞれなので、食事のあとに走れるくらいの食事量や、登山をする前に食べる量を目安にしてください。このようにいうと、やみくもに量だけを減らす人がいますが、それではいけません。栄養のバランスを考えないと、健康そのものを害してしまいます。

95ページの図は、理想的な栄養バランスを示したものです。ご飯などの主食が5、おかずとなる副食が5。副食の内訳は、野菜が3、魚などの動物性たんぱく質が1、大豆などの植物性たんぱく質が1です。糖分や油分の多いもの、肉類は、血液をドロドロにするので控えましょう。

栄養のバランスだけでなく、食事の質も大切。私がおすすめするのは、玄米菜食を基本とした食事です。玄米には白米の4倍以上の食物繊維が含まれており、便秘を解消してくれます。96ページから献立を紹介します。分量は自分の腹八分目に調整して、活用してみてください。

眼病をよくする食事の理想的なバランス

理想的な割合は「主食５：副食５」

食事のバランスは「主食5：副食5」を基本に。副食の内訳は、「動物性たんぱく質1：植物性たんぱく質1：野菜3」。主食の量は150gが目安です（運動量により増減するので、自分の腹八分目の量に調整してください）

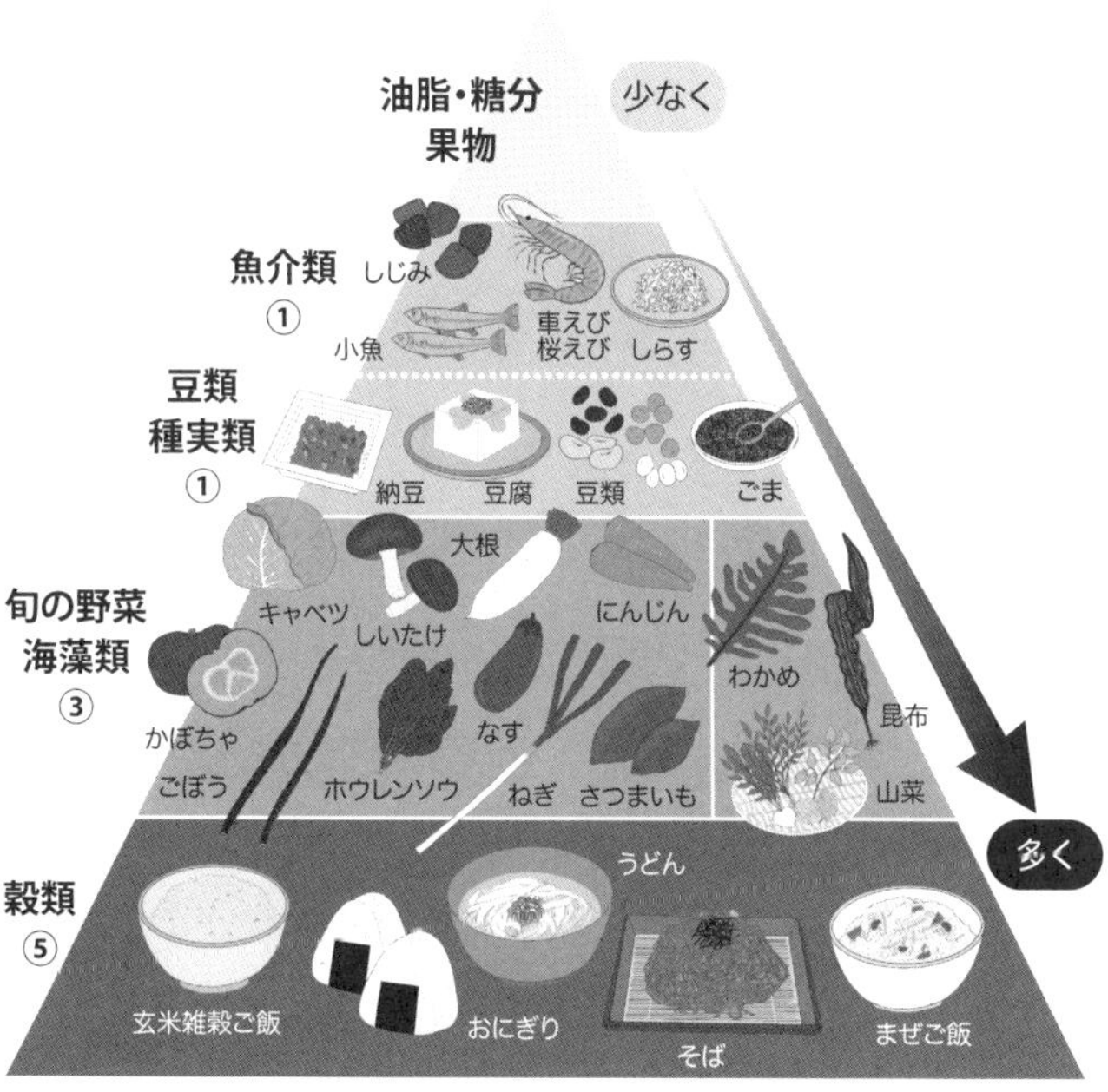

ご飯と具だくさんのみそ汁を基本とする
＋
煮野菜・生野菜
＋
海藻類
＋
豆腐・納豆類
＋
魚介類

制作　NPO法人日本綜合医学会　日本型食育推進委員会

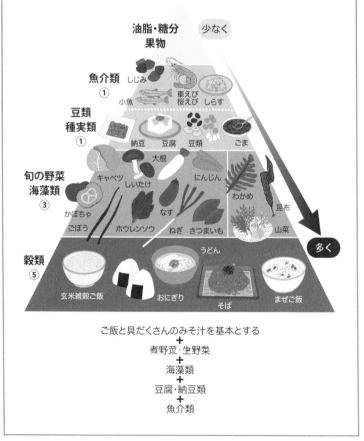

コツ

たんぱく質は、魚介類や豆類からしっかりとる

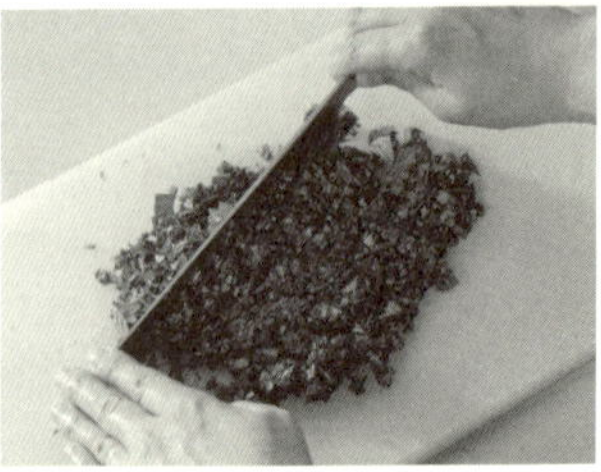

調理ポイント

モロヘイヤの粘り成分には、血糖値の上昇を防ぎ、余分なコレステロールを排出する働きがある。刻めば刻むほどネバネバになるので、できるだけ細かく刻む

レシピ・料理製作／落合貴子（フードコーディネーター）

主食 黒ごま入り玄米ご飯

材料（2人分）

玄米ご飯…茶碗2杯分
すり黒ごま…大さじ4

作り方

❶玄米ご飯とすり黒ごまを混ぜ合わせる

主菜 たらのフライパン蒸し

材料（2人分）

生たら…2切れ
玉ねぎ…1個
かいわれ菜…適量
ポン酢じょうゆ…小さじ2
白ワイン…大さじ2
レモンスライス…適量

作り方

❶玉ねぎは薄切りにする
❷フライパンに①を広げ、たらをのせて白ワインをふりかけて蓋をする。中火にかけて5分間蒸し焼きにする
❸器に②のたらを盛る。フライパンに残った玉ねぎにポン酢じょうゆを加えて混ぜ合わせ、たらの上にのせる
❹根元を切り落としたかいわれ菜とレモンスライスを添える

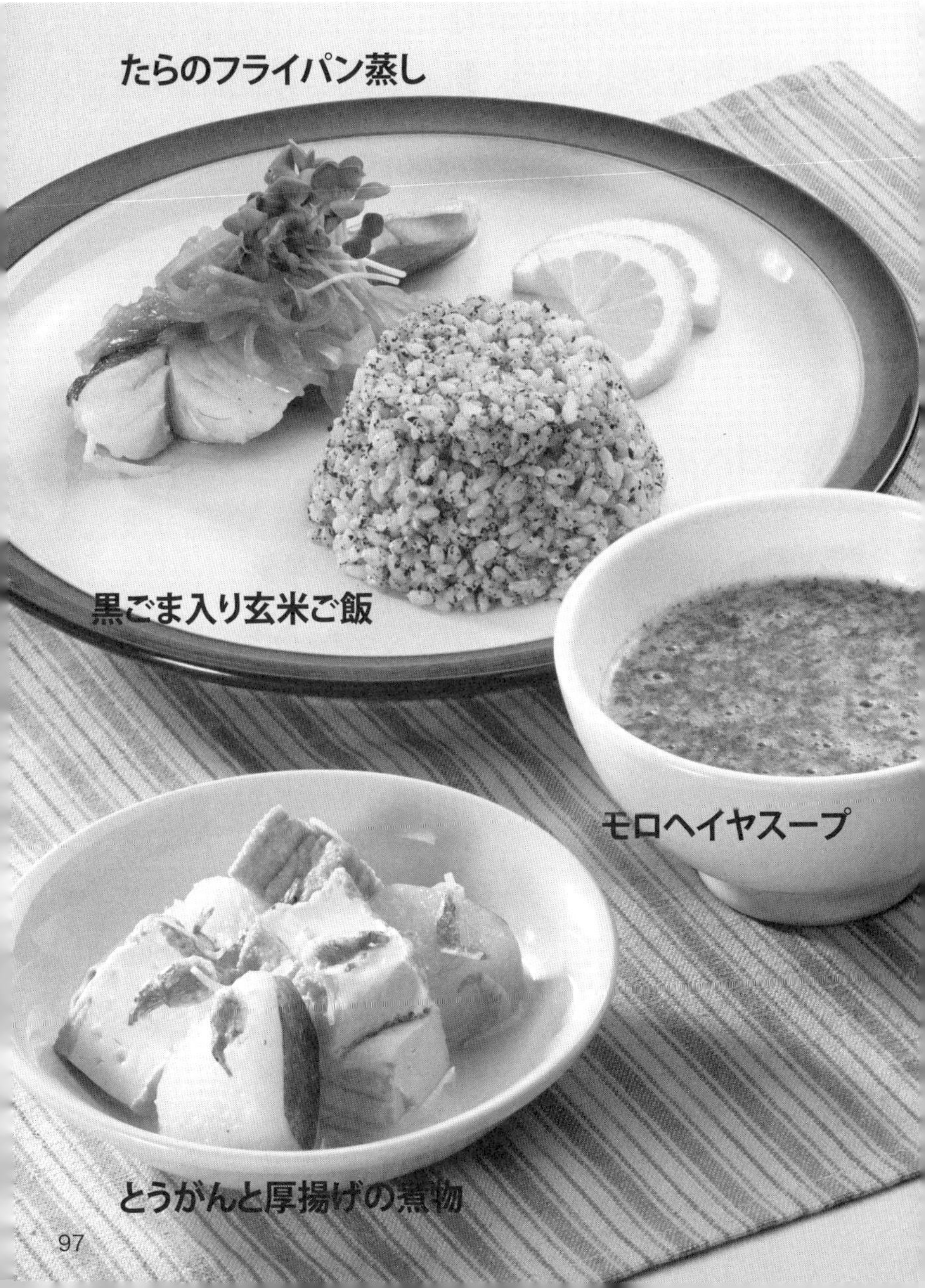
たらのフライパン蒸し
黒ごま入り玄米ご飯
モロヘイヤスープ
とうがんと厚揚げの煮物

副菜 とうがんと厚揚げの煮物

材料(2人分)

とうがん…300g
厚揚げ…½枚
桜えび…大さじ2
しょうが(せん切り)…少々
Ⓐ だし…200㎖
　減塩しょうゆ
　…大さじ1

作り方

❶とうがんは種とわたを除き、皮をむいて一口大に切り、面取りをする。厚揚げは熱湯を回しかけ、油抜きし、一口大に切る
❷鍋に①、Ⓐ、桜えび、しょうがを入れ、とうがんが軟らかくなるまで煮る

汁物 モロヘイヤスープ

材料(2人分)

モロヘイヤ…1袋(100g)
里いも…1個
ねぎ…⅓本
鶏ガラスープ…500㎖
塩…小さじ¼
こしょう…少々

作り方

❶モロヘイヤは葉をつみ、みじん切りにする
❷里いもは皮をむいて半月切り、ねぎは縦半分に切ってから斜め薄切りにする
❸鍋に鶏ガラスープ、②を入れ、沸騰したら中火にして10分煮る。①を加えさらに5分、アクを取りながら煮て、あら熱をとる
❹③をミキサーで撹拌し、塩、こしょうを加えて味をととのえたら、鍋で温め直す

2日目

コツ

便通をよくするため、海藻や豆類から食物繊維をとる

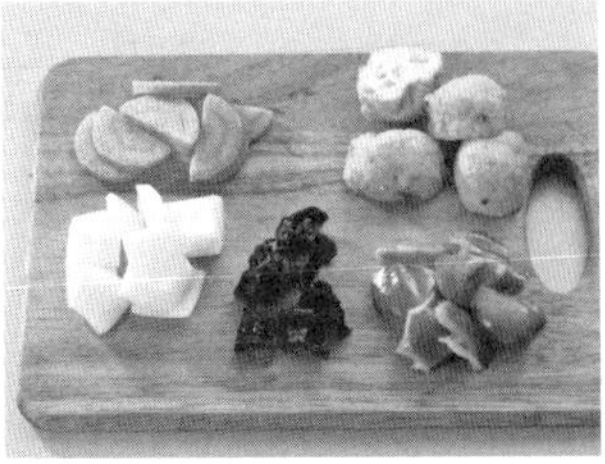

調理ポイント

「がんもどきの酢豚風」の食材は、なるべく小さく、大きさがそろうように切るのがポイント。量が増してボリュームがアップしたように見え、食べごたえが出る

レシピ・料理製作／落合貴子（フードコーディネーター）

主菜 がんもどきの酢豚風

材料（2人分）

京がんも…4個
にんじん…1/6本
ピーマン…1個
きくらげ（もどしたもの）…2枚
玉ねぎ…1/4個
Ⓐ 鶏ガラスープ…200mℓ
しょうが（みじん切り）…小さじ1
ねぎ（みじん切り）…大さじ1
減塩しょうゆ…大さじ1/2
酢…大さじ1/2
こしょう…少々
ごま油…小さじ1
水溶き片栗粉…適量

作り方

❶京がんもは熱湯を回しかけ、油抜きしてから半分に、にんじんは厚さ3〜4㎜の半月切りに、きくらげと玉ねぎは1〜1.5㎝角にそれぞれ切り、ピーマンはへたと種を除いて乱切りにする
❷フライパンにⒶを煮立て、①を加えて野菜が軟らかくなるまで煮る
❸②に水溶き片栗粉でとろみをつけ、仕上げにごま油を回し入れる

副菜 わかめと豆腐のキムチサラダ

材料(2人分)

木綿豆腐…60g
カットわかめ…小さじ2
白菜キムチ…大さじ2
きゅうり…⅕本

作り方

❶豆腐は一口大に切り、カットわかめは水でもどす。キムチは大きなところは刻む。きゅうりは細切りにする
❷器に①のわかめと豆腐を盛り付け、キムチときゅうりをのせる

汁物 ミックスビーンズのチキンスープ

材料(2人分)

ミックスビーンズ(ドライパック)…100g
鶏ガラスープ…400㎖
塩…小さじ¼
こしょう…少々

作り方

❶鍋にすべての材料を入れ、温める

＊主食は玄米ご飯(1人分150g)、炊飯器の玄米モードで炊く

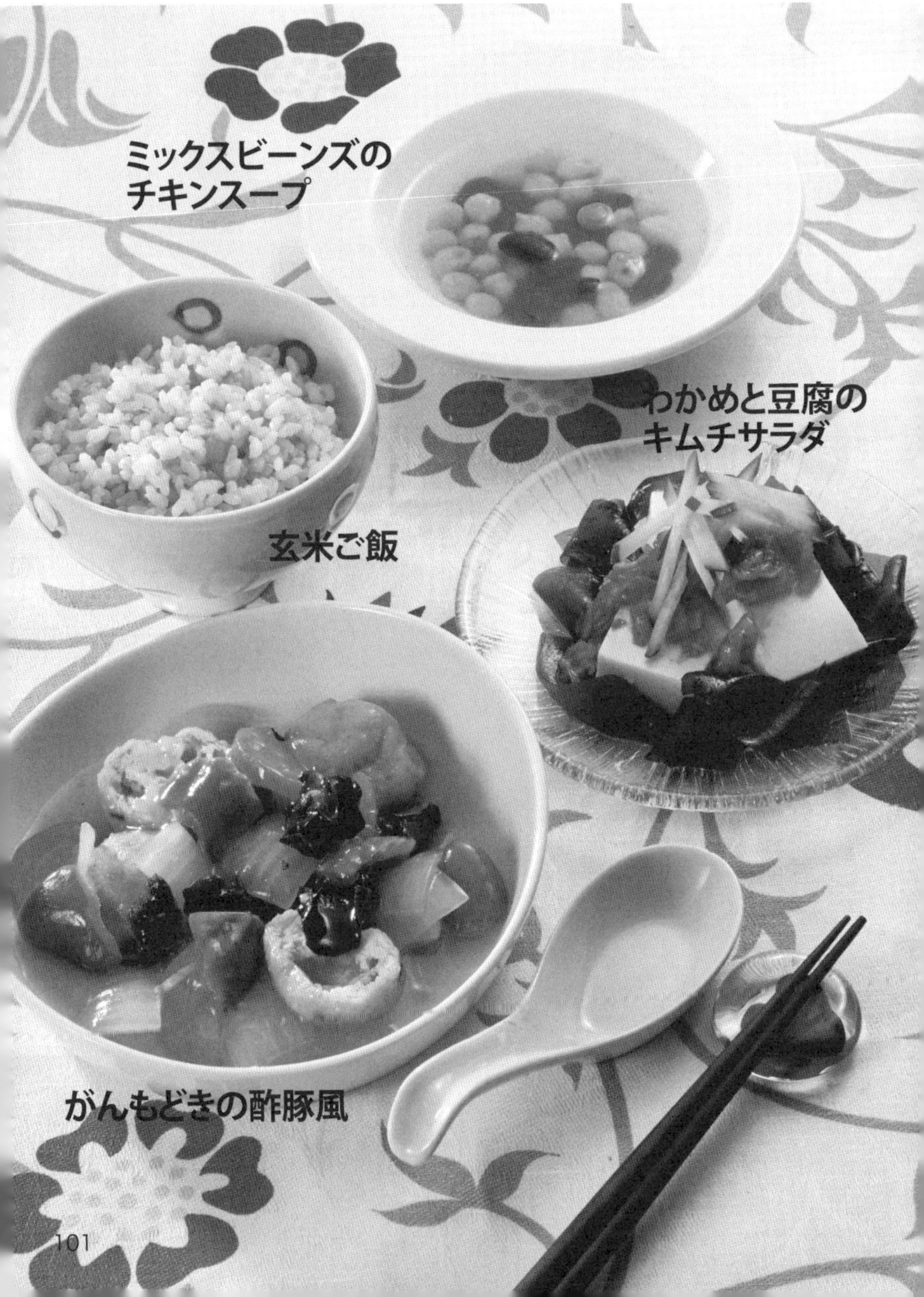
ミックスビーンズの
チキンスープ
わかめと豆腐の
キムチサラダ
玄米ご飯
がんもどきの酢豚風

コツ

歯ごたえのある根菜を使って、満腹感をアップ

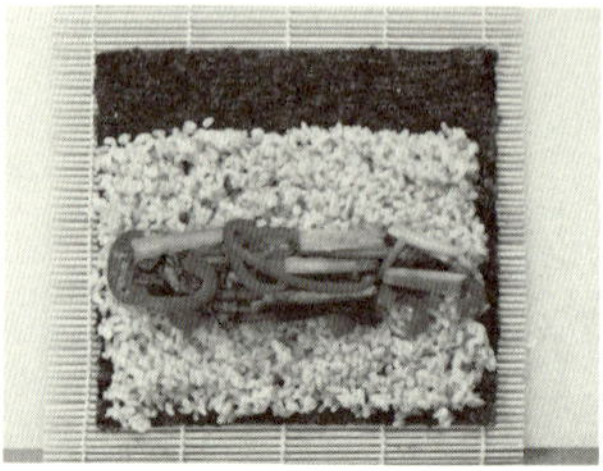

調理ポイント

パプリカと小松菜を炒めたあと、玄米の上にのせてのり巻きにした、主菜と主食を合わせた一品。

こうすることで、食事の量を減らすことができる

レシピ・料理製作／落合貴子（フードコーディネーター）

主食 玄米のり巻き

材料（2人分）

玄米ご飯…220g
赤パプリカ…¼個
小松菜…2株
にんにく（みじん切り）…小さじ1
塩、こしょう…各少々
ごま油…小さじ½
焼きのり（全型）…1枚

作り方

❶パプリカはへたと種を除いて細切りに、小松菜は根元を落としてざく切りにする
❷フライパンにごま油を熱し、にんにくを炒め、香りが立ったら①を加え、塩、こしょうで味をととのえる
❸巻きすにのりを置き、奥側を3㎝ほどあけて玄米ご飯を広げる。中央に②をのせ、手前から巻く
❹③を好みの大きさにカットして器に盛る

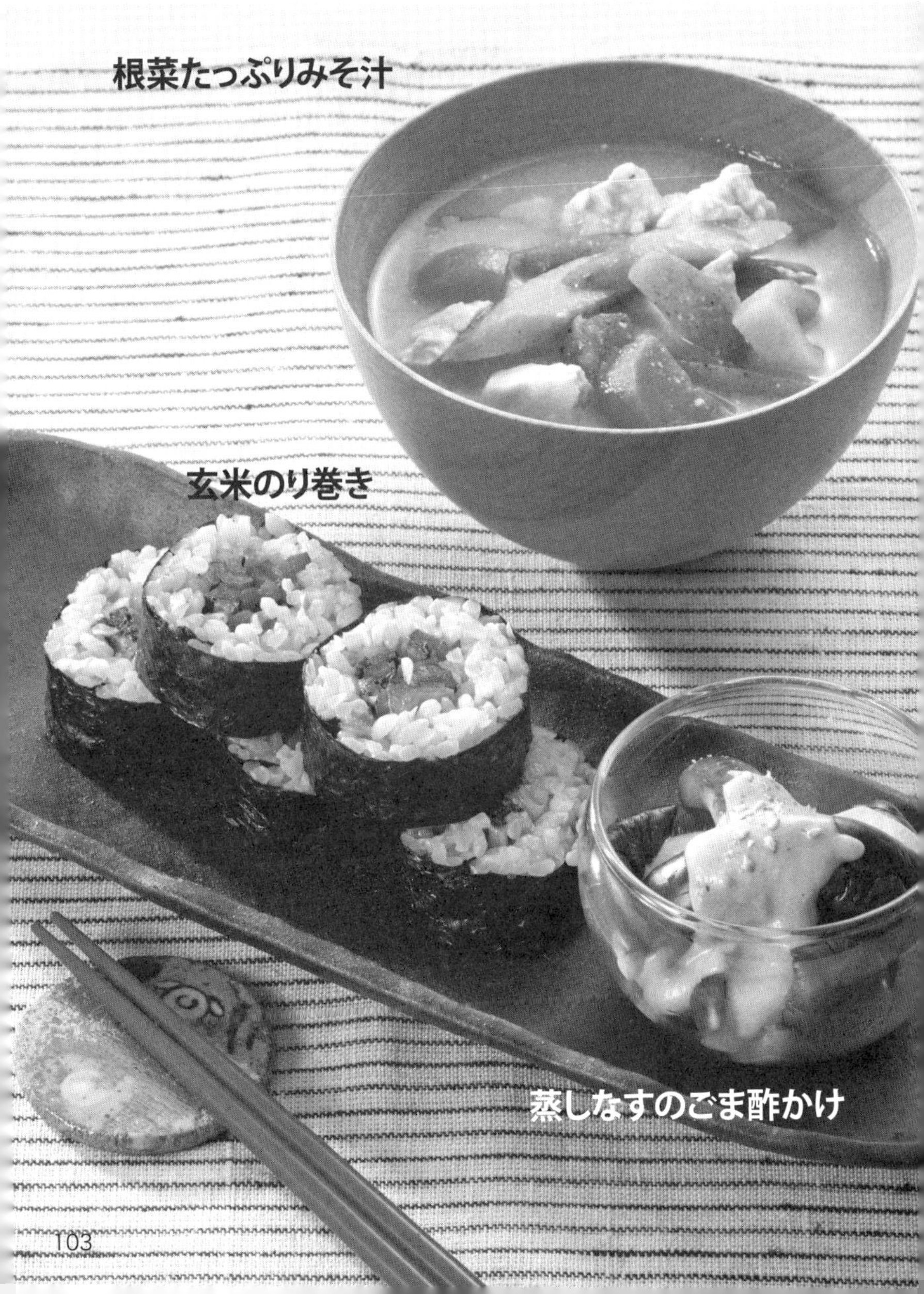
根菜たっぷりみそ汁
玄米のり巻き
蒸しなすのごま酢かけ

副菜 蒸しなすのごま酢かけ

材料(2人分)

なす…2本
Ⓐ ねりごま…大さじ1
　 酢…小さじ1
　 減塩みそ…小さじ1
　 水…小さじ2
いり白ごま…少々

作り方

❶なすはへたを落として、縦に6等分する
❷フライパンに①と水50㎖(分量外)を入れ、蓋をして3分間蒸し煮にし、冷水にとり、水けをしぼる
❸②を器に盛り、Ⓐを合わせたたれをかけ、いり白ごまを振る

汁物 根菜たっぷりみそ汁

材料(2人分)

ごぼう…½本
にんじん…¼本
こんにゃく…20g
れんこん…30g
木綿豆腐…50g
だし…500㎖
減塩みそ
　…大さじ1½

作り方

❶ごぼうは斜め薄切りにし、水にさらしてアク抜きをする
❷にんじんは半月切り、こんにゃくは短冊切り、れんこんは皮をむいていちょう切りにする
❸鍋にだし、水けをきった①、②を入れて火にかけ、野菜が軟らかくなるまで煮る
❹③に豆腐を手で崩しながら加え、減塩みそを溶き入れる

コツ

主食は玄米が基本。副食は野菜、豆、海藻、魚介類をバランスよく

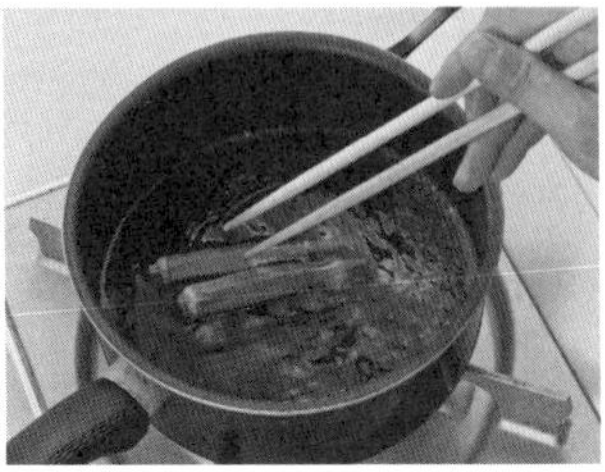

調理ポイント

オクラは洗ったあとすぐに切らずに、煮立てただしにさっとくぐらせてから切る。熱を加えてからカットすることにより、より粘り成分が出る

レシピ・料理製作／落合貴子（フードコーディネーター）

主菜 厚揚げとえびのオイスターソース煮

材料（2人分）

厚揚げ…1枚
むきえび…6尾
ねぎ…½本
スナップえんどう…6本
Ⓐ オイスターソース…大さじ½
　酒…大さじ1
　鶏ガラスープ…100㎖
水溶き片栗粉…適量

作り方

❶厚揚げは熱湯を回しかけ、油抜きし、5㎜の厚さに切る。ねぎは斜め切りにし、スナップえんどうは筋を取って沸騰した湯でさっとゆで、半分に切る。むきえびは背わたを取り除く

❷フライパンにⒶを煮立て、①を加えて3分ほど煮たら、水溶き片栗粉でとろみをつける

副菜 切り昆布の炒め煮

材料（2人分）

生切り昆布…50g
にんじん…¼本
油揚げ…½枚
すり白ごま…大さじ1
Ⓐ だし…200㎖
　減塩しょうゆ…大さじ1

作り方

❶油揚げは熱湯を回しかけ、油抜きし、縦半分に切ってから細切りにする
❷にんじんは細切りにする。切り昆布は長いようならざく切りにする
❸鍋に①、②、Ⓐを入れ、中火で汁けがなくなるまで煮る
❹③を器に盛り、すり白ごまを振る

汁物 オクラとめかぶと長いものとろろ汁

材料（2人分）

オクラ…2本
めかぶ…1パック（約50g）
長いも…50g
だし…400㎖
減塩しょうゆ…大さじ1

作り方

❶鍋にだしを煮立て、オクラを入れる。さっと火を通したら取り出し、みじん切りにする
❷①のだしに減塩しょうゆを加える
❸長いもは皮をむき、すりおろす
❹器に①のオクラ、③、めかぶを入れ、②を注ぐ

＊主食は玄米ご飯（1人分150g）、炊飯器の玄米モードで炊く

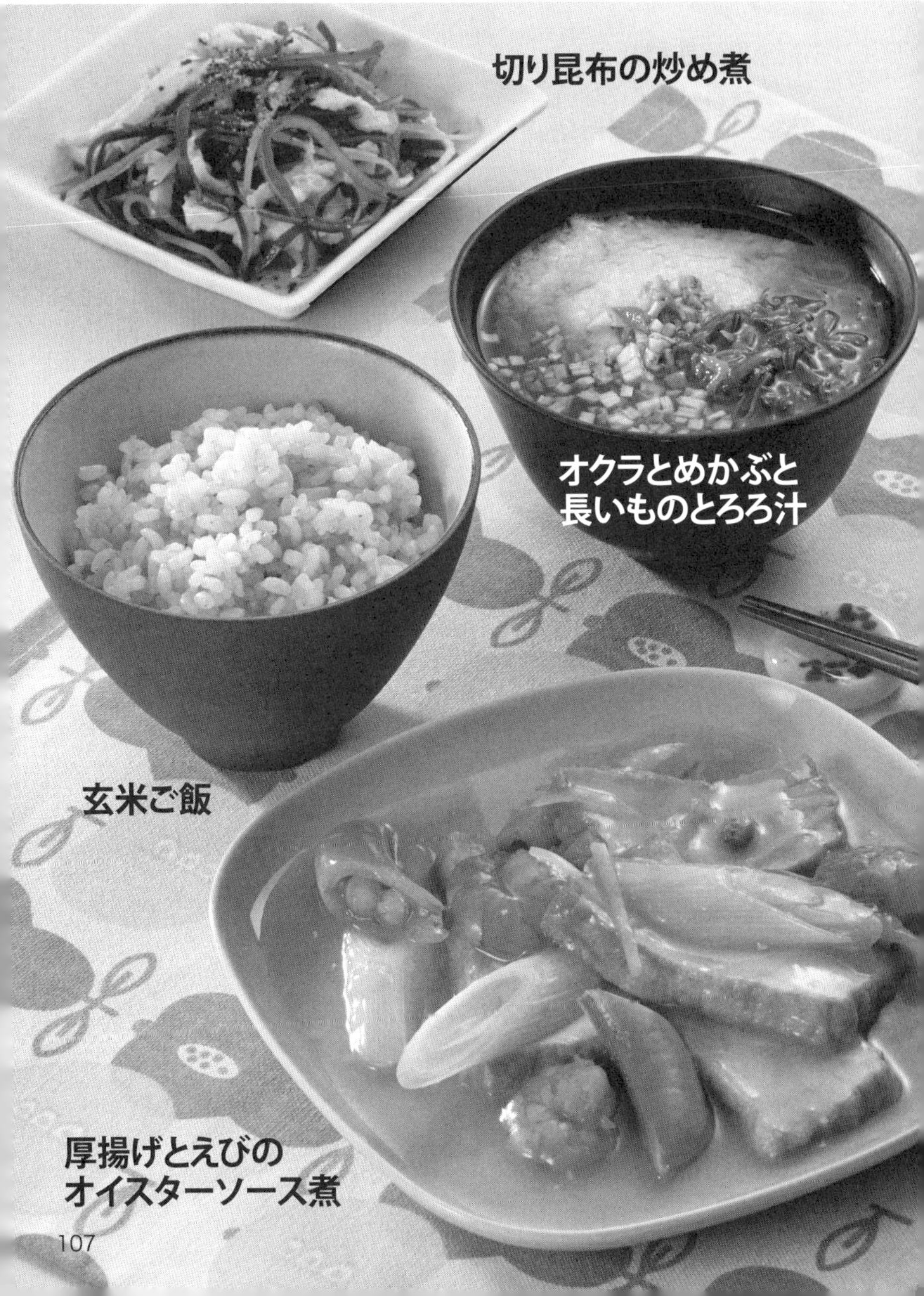
切り昆布の炒め煮
オクラとめかぶと
長いものとろろ汁
玄米ご飯
厚揚げとえびの
オイスターソース煮

コツ

不飽和脂肪酸など栄養豊富なアボカドをサンドイッチの具材に

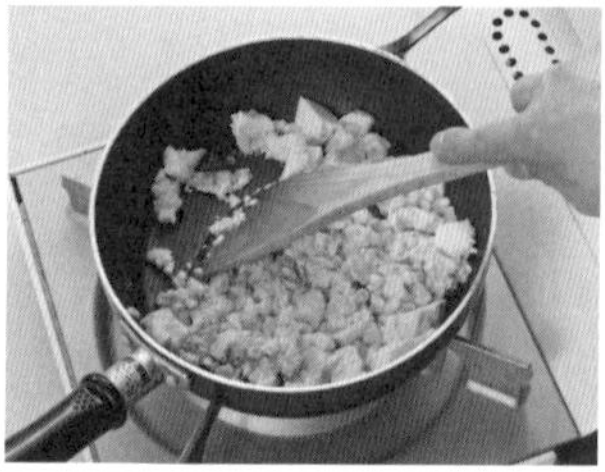

調理ポイント

眼病改善のためには、血液をドロドロにする肉類はNG。そこでひと工夫。肉のかわりに豆腐を使って、そぼろを作る。味つけはカレー粉などで

レシピ・料理製作／落合貴子（フードコーディネーター）

主食 ライ麦サンドイッチ

材料（2人分）

むきえび…6尾
アボカド…½個
木綿豆腐…⅓丁（100g）
ライ麦食パン（12枚切り）…4枚
レタス…2枚
Ⓐ カレー粉…小さじ½
　減塩しょうゆ…小さじ1
　オリーブ油…小さじ½
　にんにく（みじん切り）…少々
あらびき黒こしょう…少々

作り方

❶むきえびは背わたを取り除き、沸騰した湯でゆでて水けをきる。アボカドは皮と種を取り除き、薄切りにする
❷フライパンにⒶを煮立て、木綿豆腐を手で崩しながら加え、木べらでさらに崩しながら炒める
❸トーストしたパンにレタス、②、①のアボカド、えびの順にのせ、黒こしょうを振ったあと、もう1枚のパンでサンドする

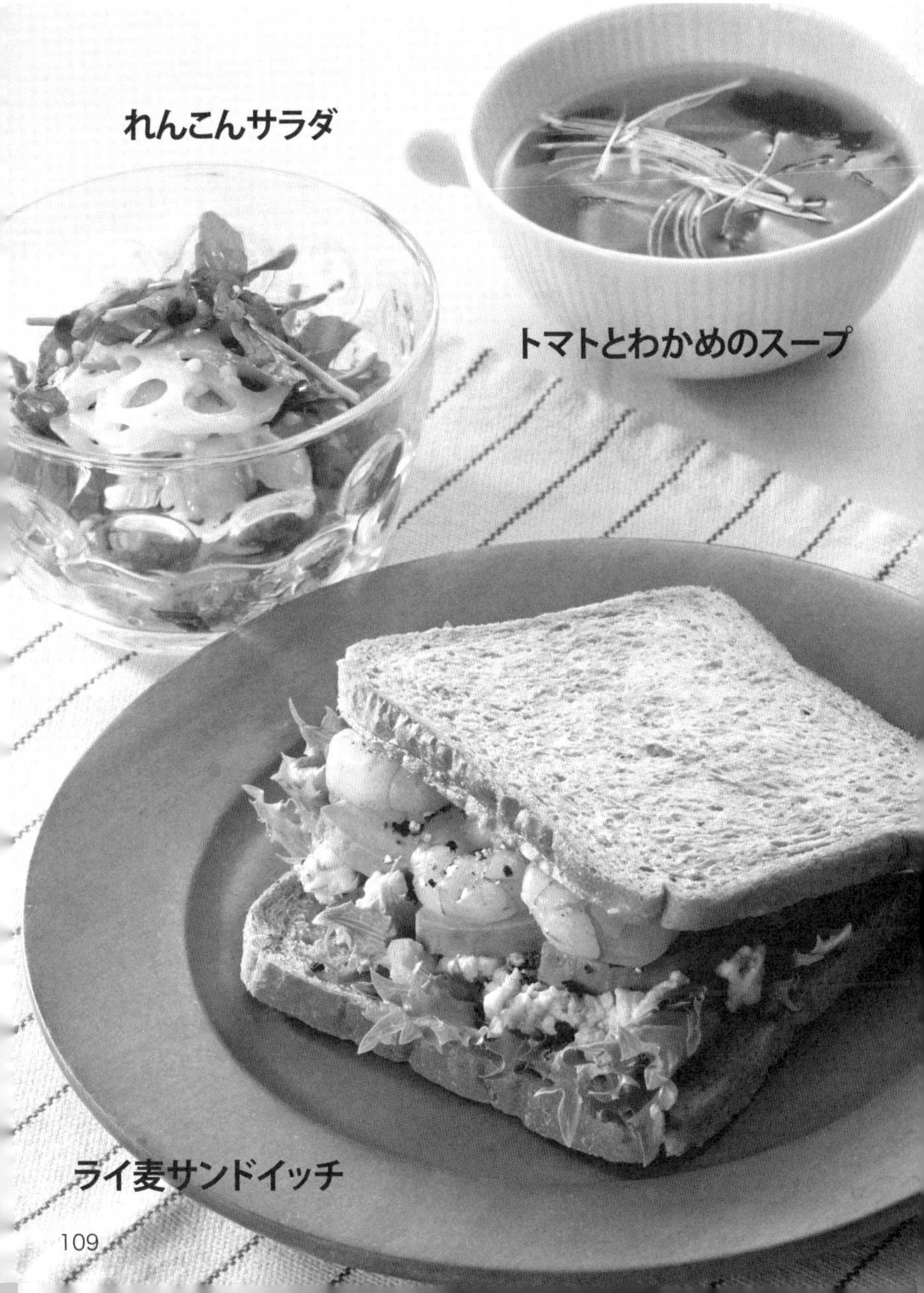
れんこんサラダ
トマトとわかめのスープ
ライ麦サンドイッチ

副菜 れんこんサラダ

材料(2人分)

れんこん…50g
クレソン…1束
雑穀ミックス…大さじ3
Ⓐ 酢…小さじ1
オリーブ油…小さじ1
塩、こしょう…各少々

作り方

❶れんこんは薄切りにする。クレソンは葉の部分をつむ
❷鍋に湯を沸かし、雑穀ミックスを5分ゆでる。ゆであがり1分前になったところで①のれんこんを加えてゆで、ざるに上げる
❸ボウルにⒶを合わせ、②が熱いうちに加えてあえ、そのまま冷ます
❹③が冷めたらクレソンを加えてあえる

汁物 トマトとわかめのスープ

材料(2人分)

トマト…中1個
カットわかめ…小さじ2
鶏ガラスープ…400mℓ
減塩しょうゆ…小さじ2
こしょう…少々
白髪ねぎ…適量

作り方

❶トマトはくし形切りにする
❷鍋に鶏ガラスープを煮立て、①、カットわかめ、減塩しょうゆ、こしょうを加え、一煮立ちさせる
❸②を器に盛り、白髪ねぎを散らす

コツ

塩分は控えめに。
調味料には減塩タイプのしょうゆやみそを

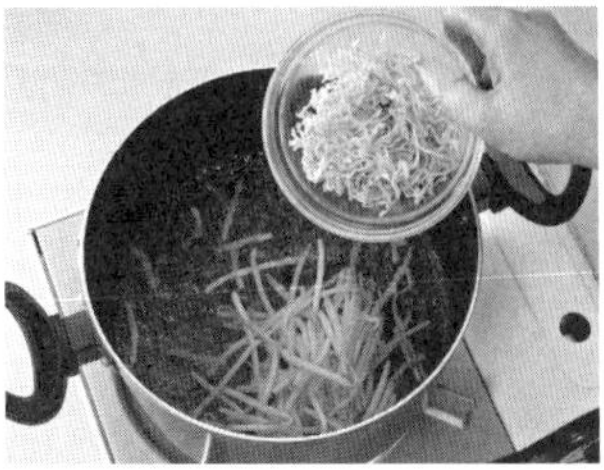

調理ポイント

切り干し大根ともやしのゆで時間は30秒。野菜は火を通しすぎないのがポイント。シャキシャキとした歯ごたえを残すことで、食べごたえが出るので満腹感がアップする

レシピ・料理製作／落合貴子（フードコーディネーター）

主食 いわしだんごの温そば

材料（2人分）

いわし…2尾
ねぎ（みじん切り）…大さじ1
しょうが（みじん切り）…小さじ1
片栗粉…大さじ1
減塩みそ…小さじ1
カットわかめ…小さじ2
水菜…小1株
十割そば（乾麺）…100g
Ⓐ だし…600㎖
Ⓐ 減塩しょうゆ…大さじ1

作り方

❶いわしは頭と内臓を取り除き、手開きして皮と骨を取り除く
❷①を包丁でたたき、ねぎ、しょうが、片栗粉、減塩みそを加えてよく混ぜ合わせ、6等分してだんご状に形をととのえる
❸鍋にⒶを煮立て、②とカットわかめを加え、いわしだんごに火が通るまで煮る
❹器にゆでた十割そばを盛り、③をかけ、食べやすく切った水菜をのせる

副菜 切り干し大根ともずくのサラダ

材料(2人分)

切り干し大根…20g
もやし…½袋(100g)
味つきもずく…1パック
レモンスライス…適量

作り方

❶鍋に湯を沸かし、切り干し大根ともやしを30秒ゆで、ざるに上げる
❷①のあら熱がとれたら、もずくとレモンスライスを加えてあえる

副菜 アスパラガスの梅煮

材料(2人分)

グリーンアスパラガス…4本
だし…100㎖
梅干し(たたき)…1個分

作り方

❶アスパラガスは斜め薄切りにする
❷鍋にだしを煮立て、①とたたき梅を加え、1分煮る。あら熱がとれたら冷蔵庫に入れ、冷やしておく

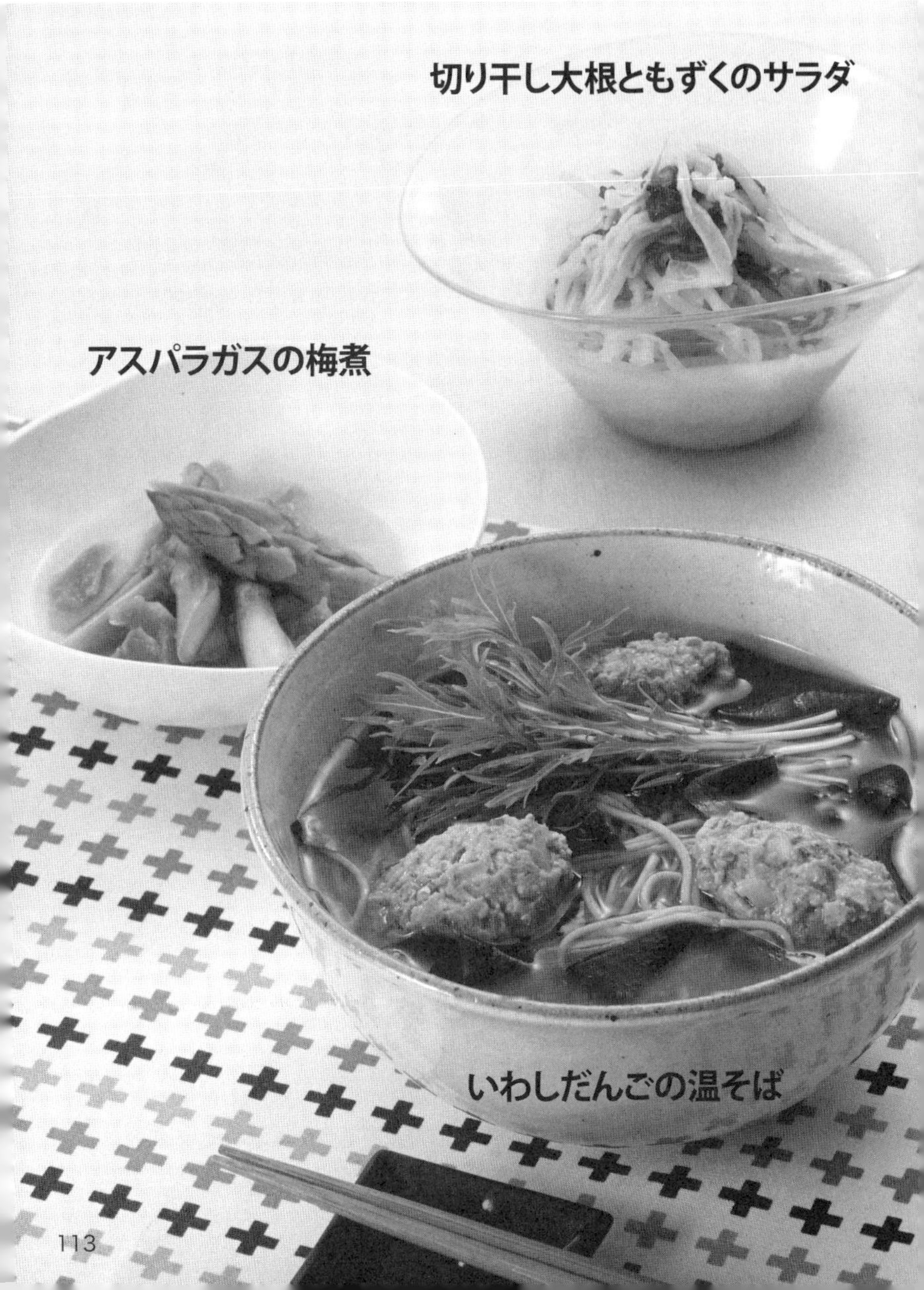
切り干し大根ともずくのサラダ
アスパラガスの梅煮
いわしだんごの温そば

コツ

雑穀米に ひじきを加えて 食物繊維たっぷりご飯

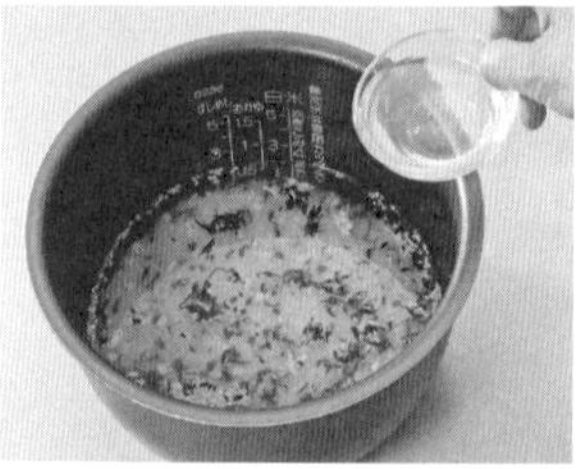

調理ポイント

ご飯を炊くときは、ひじきと雑穀ミックスが水を余分に吸ってしまうので、ひじき（大さじ1）と雑穀ミックス（大さじ2）と同量の水（大さじ3）を加える

レシピ・料理製作／落合貴子（フードコーディネーター）

主食 雑穀米のひじきご飯

材料（作りやすい分量）

米…2合
雑穀ミックス…大さじ2
芽ひじき（乾燥）…大さじ1

作り方

❶米はといでざるに上げ、炊飯器の内釜に入れ、2合の目盛りまで水を入れる
❷①に雑穀ミックスと芽ひじきを加え、水大さじ3（分量外）をさらに加える
❸通常の炊飯モードで炊く

汁物 かぼちゃのごまみそスープ

材料（2人分）

かぼちゃ…⅛個
だし…500㎖
減塩みそ…大さじ1½
すり白ごま…大さじ3

作り方

❶かぼちゃは種とわたを取り除き、厚さ5㎜に切る
❷鍋にだしと①を入れ、かぼちゃが軟らかくなるまで煮る
❸②の火を止め、減塩みそを溶き入れ、すり白ごまを加える

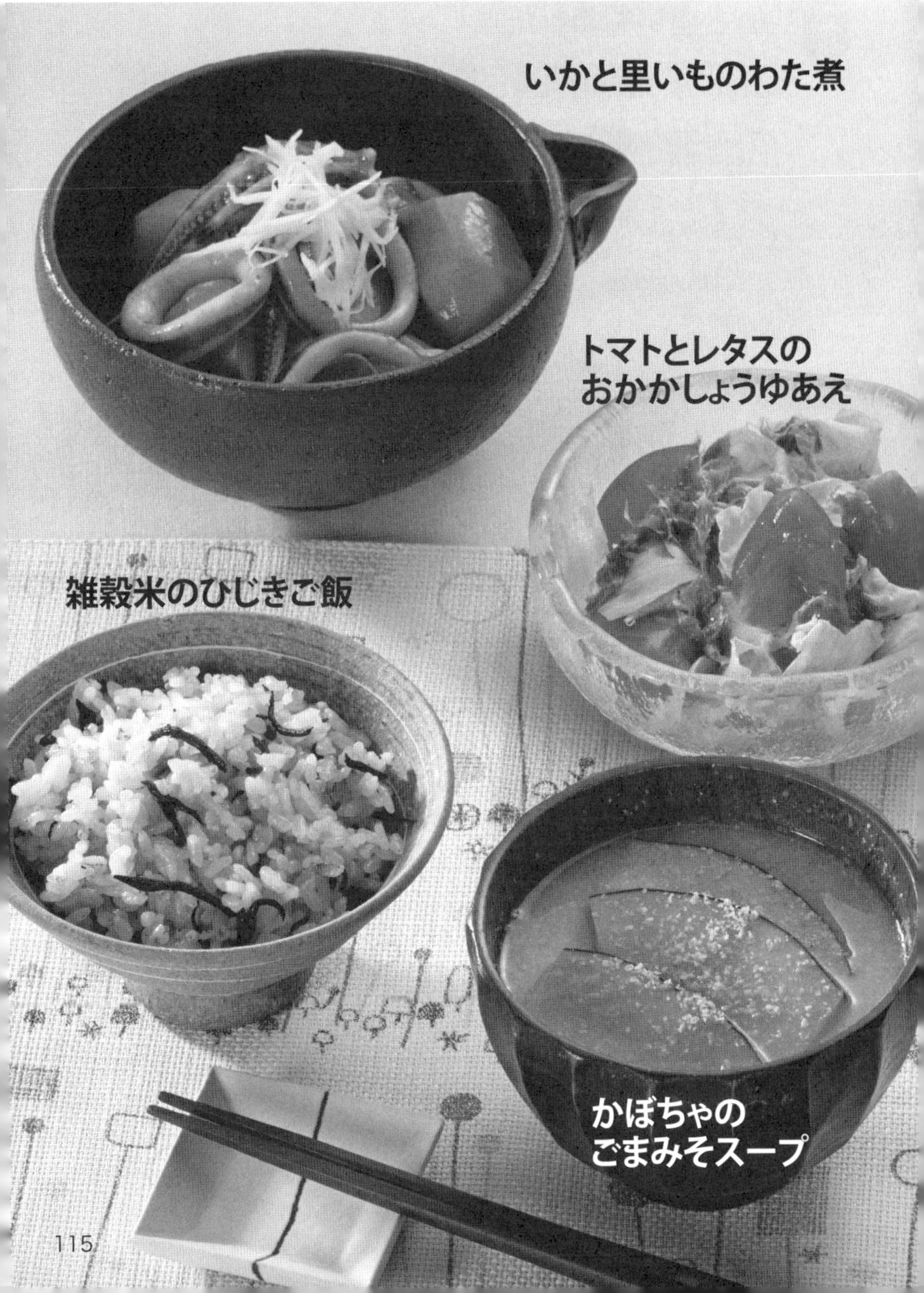
いかと里いものわた煮
トマトとレタスの
おかかしょうゆあえ
雑穀米のひじきご飯
かぼちゃの
ごまみそスープ

主菜 いかと里いものわた煮

材料(2人分)

するめいか…1ぱい
里いも…3個
しょうが汁…小さじ1
Ⓐ だし…300㎖
　減塩しょうゆ…大さじ1
　みりん…大さじ2
　酒…大さじ1
針しょうが…適量

作り方

❶いかは内臓と軟骨を取り除き、胴は洗って輪切りにする。わたを破らないようにわたと足を切り離し、足の吸盤を手でしごいて取り、2本ずつに切り分ける
❷里いもは皮をむき、一口大に切る
❸鍋にⒶを煮立て、①を加えさっと煮て取り出す(皮の色が変わる程度)
❹③の煮汁に②を加え、里いもが軟らかくなるまで煮たら、③で取り出したいかを戻し入れる。そこに切り込みを入れて菜箸などでしごいて取り出したわたを加え、5分ほど煮からめる
❺仕上げにしょうが汁を加えて混ぜ、器に盛って針しょうがを添える

副菜 トマトとレタスのおかかしょうゆあえ

材料(2人分)

トマト…1個
レタス…2枚
Ⓐ かつお節…5g
　レモン汁…大さじ1
　減塩しょうゆ…大さじ1

作り方

❶トマトはくし形切りにし、レタスは食べやすい大きさにちぎる
❷ボウルにⒶを混ぜ、①を加えてあえる

強力な抗酸化作用をもつアントシアニンを含む【紫の食べ物】とビタミンA・C・Eで目がぐんと若返る

◆生活習慣の中でも食事の改善が特に効果的

先ほどもお話ししたように、目の病気を引き起こす最大の原因は間違った生活習慣です。その中でも特に強く影響するのが食生活です。

ストレスや睡眠不足、喫煙や紫外線などによって、日常的に体内で発生する活性酸素は、私たちの細胞を酸化させ、血液をドロドロにして老化を促します。そして、動脈硬化やがん、心筋梗塞などの病気を引き起こすのです。

体と同じように、目の血流悪化は、白目が真っ赤になる結膜下出血や、まつげが目の中に刺さる逆さまつげ、物がゆがんで見える中心性網膜炎などの原因となります。ひどくなると、白内障、緑内障、黄斑変性症などの目の生活習慣病を引き起こします。

実は、目は体の中でも特に活性酸素の被害を受けやすい器官で、もっとも栄養素を消費する器官でもあります。

しかし、年をとるにつれて、活性酸素から細胞を守る抗酸化物質が減少し、視力低下や眼精疲労といった目の老化が目立つようになります。そこで、活性酸素から目を守る頼もしい食材を紹介します。

◆抗酸化成分を積極的に補うことが大切

特に意識して摂取したいのが、抗酸化作用の強いビタミンA・C・Eです。

ビタミンAは網膜にある光を感じるロドプシンという物質をつくるのに役立ちます。明るい場所から急に暗い部屋に入ったときに、目が慣れてだんだん物が見えてきますが（暗順応）、ロドプシンが不足すると、物が見えるのに時間がかかったり、暗いところで目が見えない夜盲症になったりします。ビタミンAは鶏レバー、乾しのり、うなぎ、にんじん、ほうれんそう、小松菜などに多く含まれています。

ビタミンCは、細胞同士を結びつけるコラーゲンを生成し、血管や骨、筋肉など、全身の器官をつくり出すのに役立ちます。免疫力を高め、疲労回復や風邪予防、美容にも効果があります。ストレスやアルコールの摂取量が多い人、タバコを吸う人は特にビタミンCを意識してとり入れましょう。レモン、小松菜、パプリカ、ブロッコリー、アセロラなどに多く含まれています。

ビタミンEは、活性酸素による攻撃から細胞を守り、老化を防ぎます。コレステロールの酸化を防ぎ、動脈硬化、高血圧、心臓病の予防にもなります。ビタミンEはアーモンドなどのナッツ類、アボカド、かぼちゃ、鮭、いわしなどに豊富です。

そして、ビタミンE以上に抗酸化作用をもつのがポリフェノールです。今回はポリフェノールの中でも特に目にいいアントシアニンを含む【紫の食べ物】を紹介します。

アントシアニンはブルーベリーやなすなどに含まれる紫色の色素成分で、ビタミンAと同様にロドプシンをつくり、暗順応の機能を助けます。毛細血管を強化して血行をよくする働きもあるため、視力低下や眼精疲労に効果があるというわけです。ぜひ毎日の食事にとり入れてください。

アントシアニンを含む【紫の食べ物】

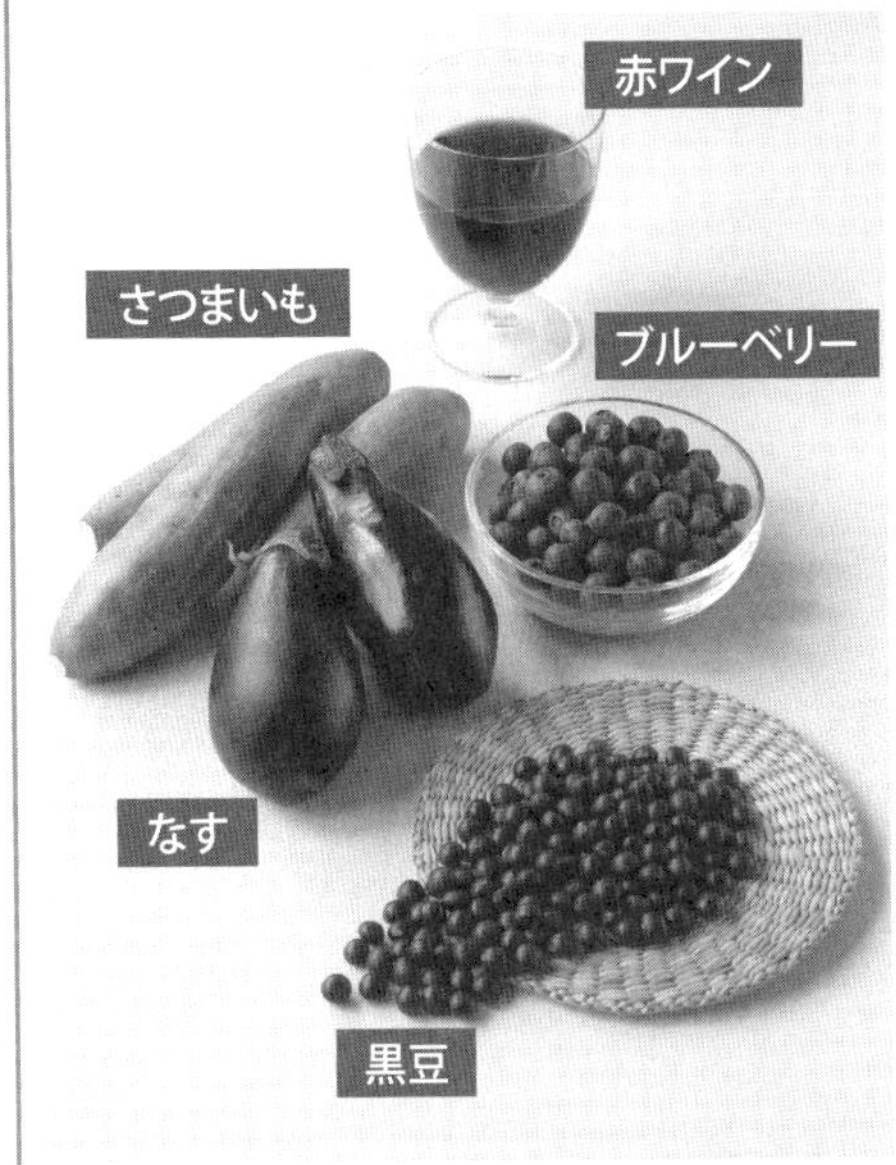

【紫の食べ物】には強力な抗酸化作用をもつアントシアニンが豊富。特に皮に多く含まれており、色が濃いほど多いとされる。写真のほかにも、アメリカンチェリーやあずさ、ぶどう、赤じそ、カシスなどがある

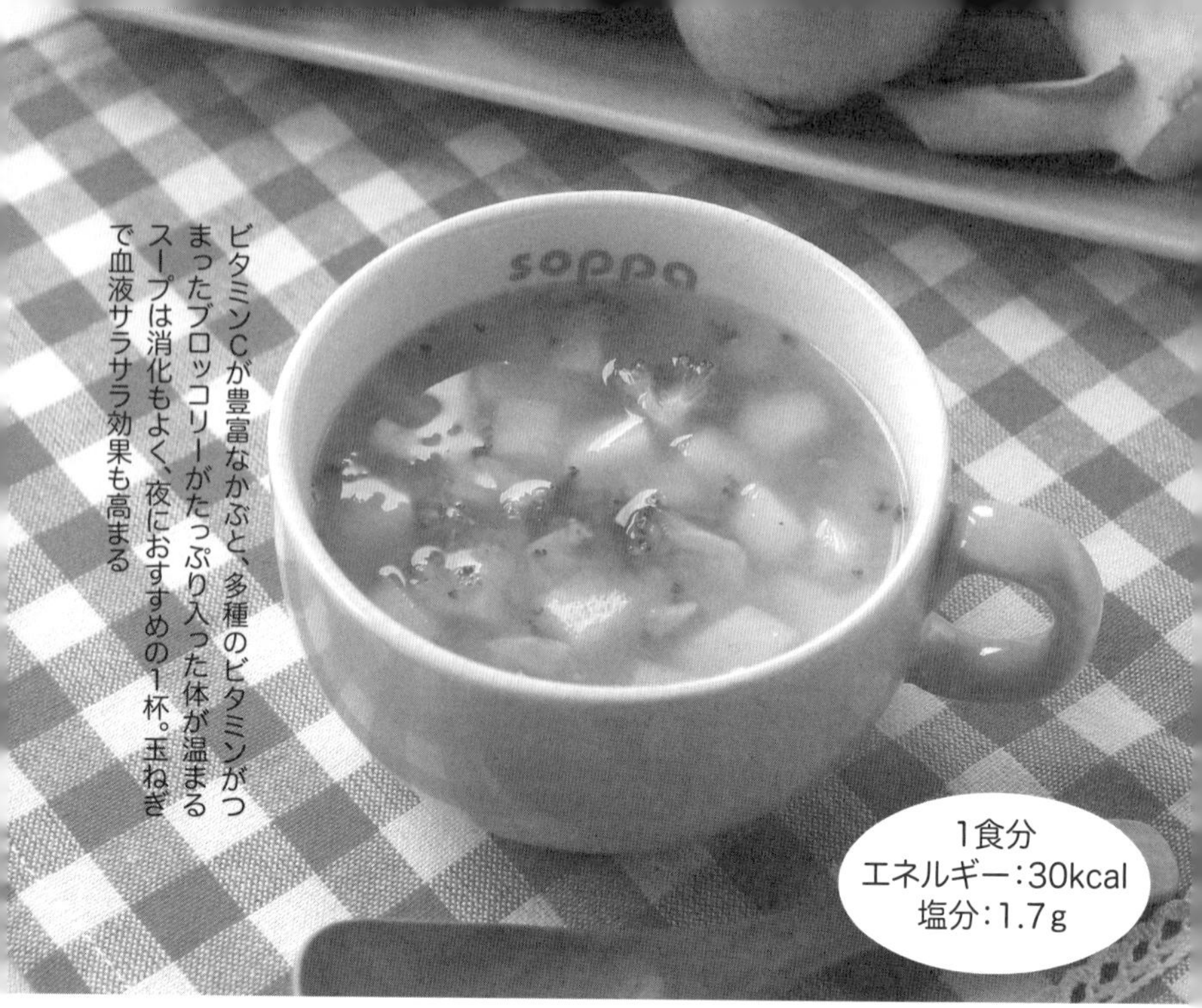

ビタミンCが豊富なかぶと、多種のビタミンがつまったブロッコリーがたっぷり入った体が温まるスープは消化もよく、夜におすすめの1杯。玉ねぎで血液サラサラ効果も高まる

1食分
エネルギー：30kcal
塩分：1.7g

ビタミンA・C・Eが効率よくとれる

【かぶとブロッコリーのスープ】

材料（2人分）

かぶ…1個（60g）
ブロッコリー…¼株（75g）
玉ねぎ…¼個（50g）
水…400㎖
ローリエ…1枚
チキンスープの素…小さじ½
塩…小さじ½
こしょう…少々
オリーブ油…小さじ1

作り方

❶かぶは皮をむき5㎜角に切る。ブロッコリーも5㎜角に切る。玉ねぎはみじん切りにする
❷鍋にオリーブ油を中火で熱し、①の玉ねぎとローリエを入れ、玉ねぎが透き通ってくるまで炒める
❸①のかぶとブロッコリーを加えて軽く炒め合わせたら、分量の水とチキンスープの素を加え、中火で10分ほど煮る
❹塩、こしょうで味を調え、器に盛る

視力を上げ、目の不快症状を取り除くには、腸内環境を整えることが必須。【玉ねぎのみそ漬け】で視力＆腸を強化！

◆野菜の漬け物が副菜におすすめ

私は眼病の治療を行いながら、病気そのものを防ぐ方法を研究してきました。その中でもとくに食生活の重要性に注目し、患者さんたちに指導しています。

まず、カフェインやアルコール、タバコの作用が、緑内障や白内障、老眼を悪化させること。また、糖をとり過ぎれば、増加した血糖が目の周囲の毛細血管を傷つけ、網膜症（傷ついた血管の働きを補助しようとする新生血管が伸び、網膜を破壊する病気）を引き起こし、やはり白内障や緑内障も進行させることがわかっています。

ですから、目年齢を若くするためには、カフェインやアルコールを控えることは必要不可欠。さらに、普段の食事の量が、じつは食べ過ぎではないかということをチェックするのも大切です。

簡単な目安として、食後に眠くなる、あるいはだるくなる、ということがあります。それはとり入れた栄養を体の中で処理するために肝臓がフル稼働するからです。これでは、体内の酵素（体内にあり、消化・吸収・代謝などすべての生命活動に必要な物質）が大量に消費され、肝臓だけでなく全身の負担になります。

もう1つ、1日3回、快適なお通じがあるかということも重要な目安。お通じの状態が悪いとき、食物繊維や水分の不足が原因とされますが、じつは食べ過ぎると、消化するための労力が負担となり、腸の蠕動運動が弱くなります。

排泄がしっかり行われないと、腸内で腐敗した食べ物のカスから毒性物質が生じ、それが腸壁から吸収されて血液を汚します。毒素と余分な栄養素によってドロドロになった血液は、巡り巡って目の毛細血管にたどりつき、血管の細胞を傷つけるのです。

逆に言えば、腸内環境を健康な状態に整えれば、目年齢を若くすることも十分に可能だと言えます。そのために食事の量を減らすことが肝心なのですが、具体的な方法としては、玄米をよくかんで食べ、野菜中心のおかずを食卓に並べることをおすすめします。

野菜中心のおかずというと、迷う人もいるので、副菜に漬け物をつけることを提案します。おすすめは新玉ねぎで作る【玉ねぎのみそ漬け】です。

発酵食品に豊富な乳酸菌と、玉ねぎに含まれるオリゴ糖は、腸内の善玉菌を増やし、腸内環境を整えてくれます。もちろん食物繊維もたっぷり、作り置きができるので、一度にたくさん作って、数日間食べ続けてみてください。

こういったシンプルな食事を含めた生活習慣を指導すると、患者さんのお通じがみるみる改善されていきます。お通じが1日に3回まで増えてくると、白内障や緑内障であっても、視力が上がってきます。【玉ねぎのみそ漬け】をとり入れることから、生活習慣を変えていってはいかがでしょう。

白内障でも"見える目"になる!

【玉ねぎのみそ漬け】の作り方

材料

玉ねぎ…1個
みそ…大さじ7〜8

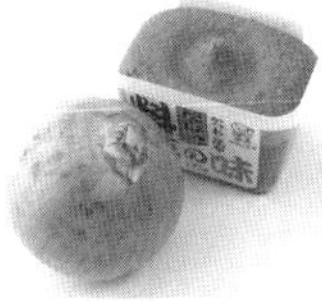

作り方

❶玉ねぎを切る

玉ねぎの皮をむき、6等分の輪切りにする

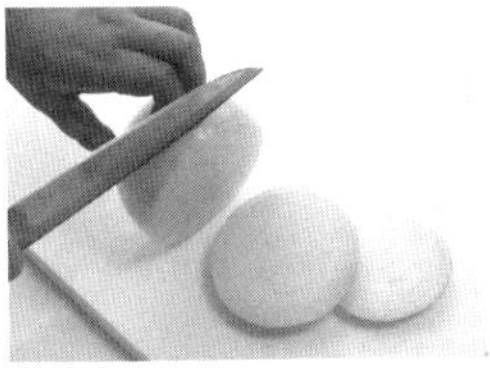

❷漬ける

保存用の容器に、みそ大さじ1をひき、玉ねぎをのせ、みそ大さじ1を塗ってまた玉ねぎを重ねる。最後の輪切りの表面にもみそを塗る

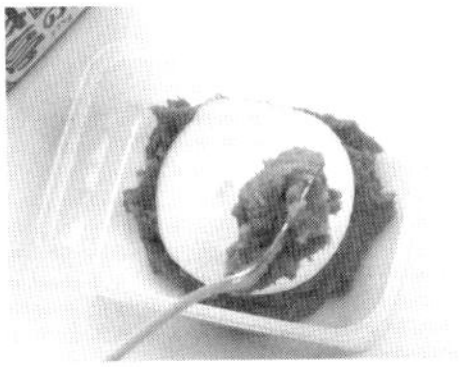

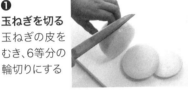

完成!

2時間置けば食べることができる。1日に1〜2輪切り分を食べる。2日以降は味が濃くなるので、スプーンなどで玉ねぎについたみそを取り、冷蔵庫で保存する。

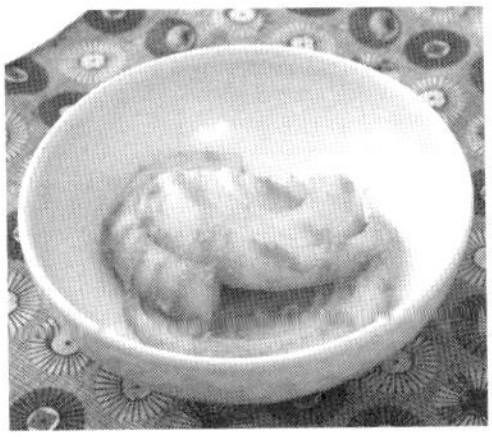

黄斑変性を治すには肉はやめて魚に。【さけ缶レモン】なら目の酸化を防ぐアスタキサンチンが豊富にとれる

私は「目の綜合医学」といって、食事、運動、睡眠、ストレスなどの生活習慣を改善することで、黄斑変性をはじめとした目の病気の治療法を提唱しています。それによって、黄斑変性で起こる眼底出血が止まり、視力が回復する例は珍しくありません。

そのなかでも柱となるのは食事。バランスが大切で、主食と副食は5対5、さらに副食は動物性たんぱく質1、植物性たんぱく質1、野菜3で食べることが理想的です。

さらに動物性たんぱく質は、肉はできるだけ少なくし、魚でとることが重要。そこでおすすめしたいのが【さけ缶レモン】です。

材料のさけ缶は生魚より若干栄養価が落ちるものの、どこでも簡単に手に入るのが魅力。そのさけに、レモンを加えることで、黄斑変性に効果的な副菜になるのです。

黄斑変性と関わりの深い組織、黄斑は網膜の中心にあります。その組織を調べたところ、酸化を防ぐ抗酸化物質であるビタミンCやミネラルの亜鉛が非常に多く存在することから、黄斑が正常な働

きをするのに必要な栄養素だと考えられています。

さけにはアスタキサンチンという強力な抗酸化物質が豊富ですし、亜鉛も含まれています。一方、レモンはビタミンCが豊富です。【さけ缶レモン】で、こういった栄養素をとると黄斑変性の改善につながります。

黄斑変性にはこの食べ方

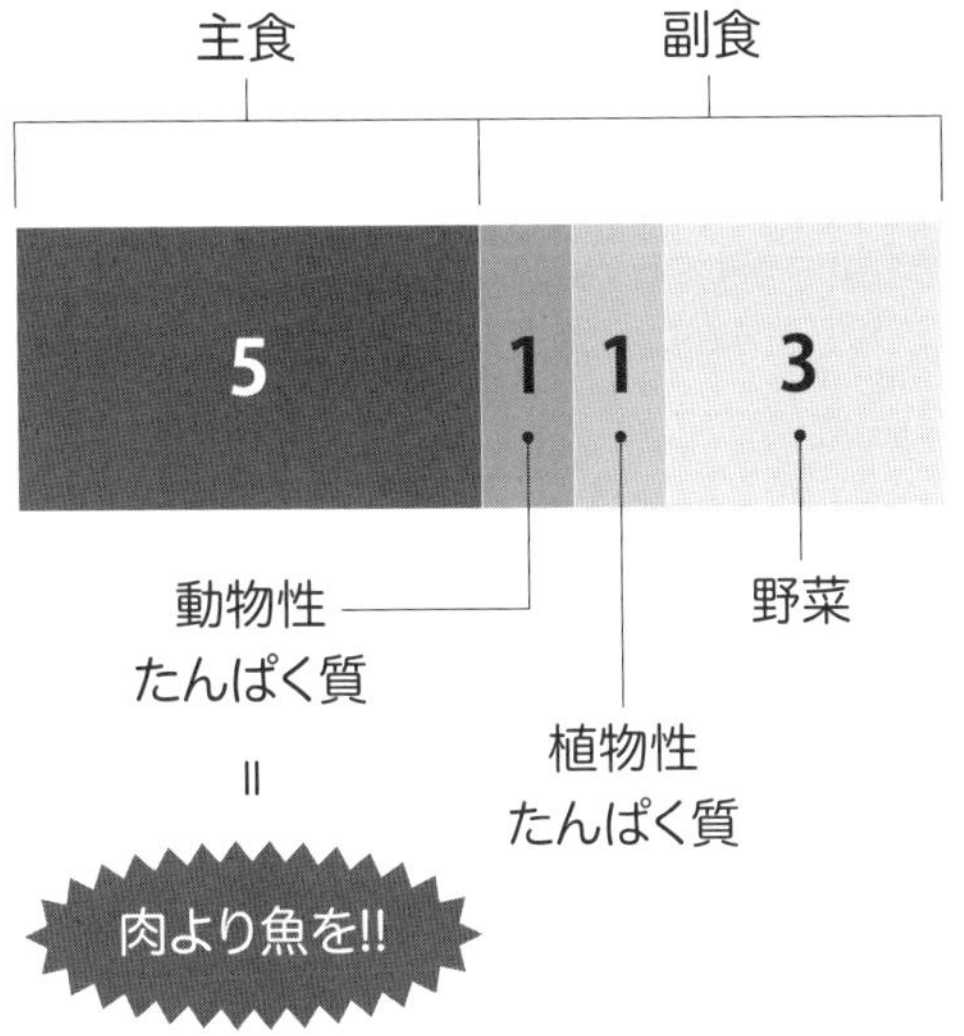

＊山口康三「白内障・緑内障が少食でよくなる」より

日本で黄斑変性が欧米並みに急増している背景には、肉食を中心とした食の欧米化が大いに関係しているといわれています。肉食を改め、魚が中心の食習慣に変えていくために、【さけ缶レモン】を活用していただきたいのです。

ただし、目によいといっても、食べ過ぎれば、栄養のバランスを崩します。【さけ缶レモン】は、週2～3回を目安に食べましょう。

アスタキサンチンとビタミンCが黄斑変性の原因、活性酸素を消す

【さけ缶レモン】の作り方

材料(1人分)

さけ缶…1缶(90g)
レモン…⅛個

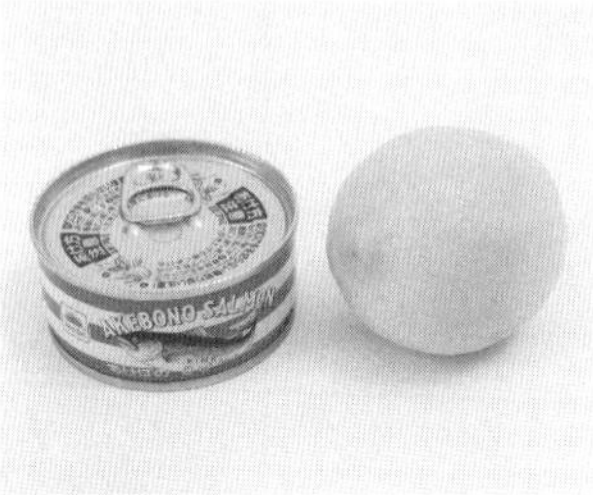

週に2〜3回
食事と一緒に
食べて
活性酸素除去

完成!

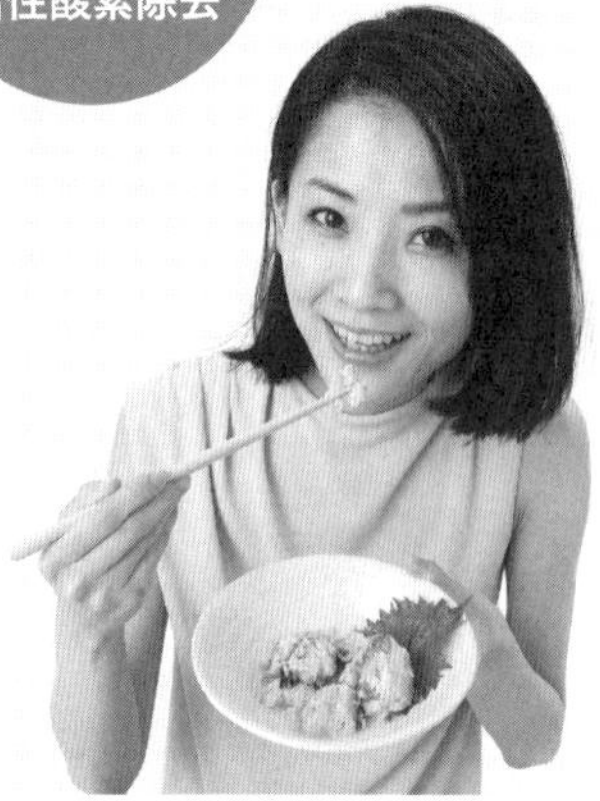

魚のおいしさを味わいながら肉食を減らしていく

作り方

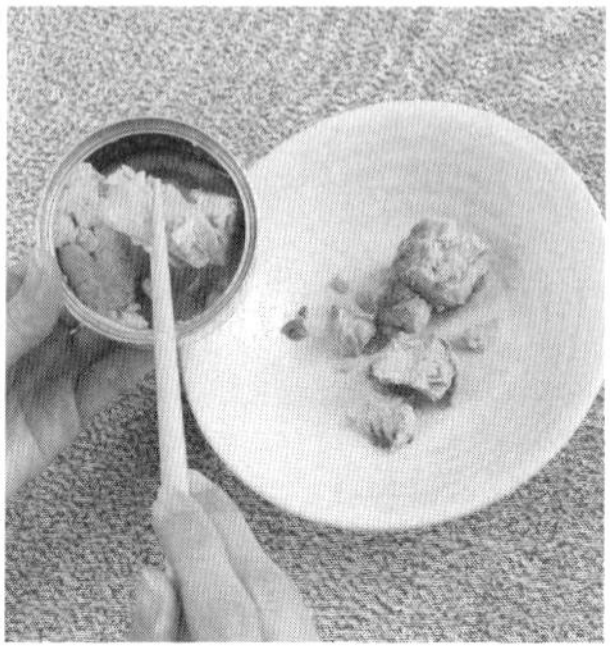

❶さけを皿に盛る
さけ缶を開け、さけの身を皿に盛る

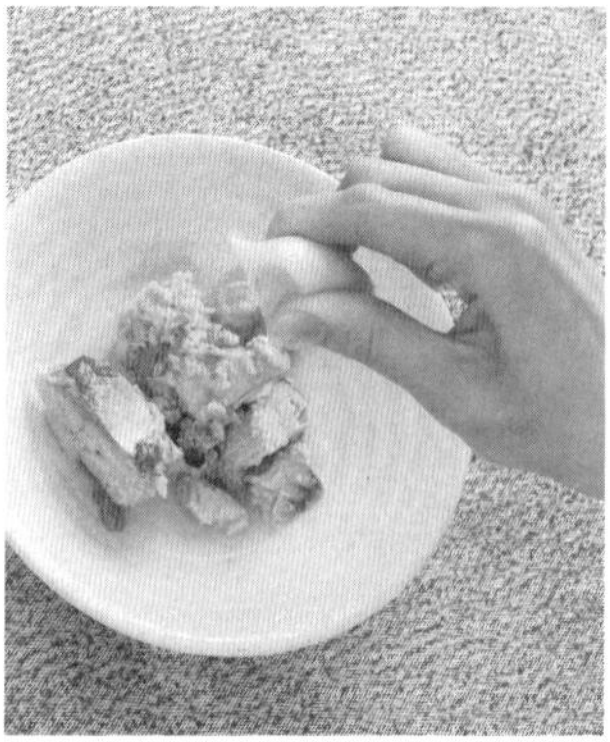

❷レモンをしぼる
①のさけにレモン⅛個程度を目安にしぼる。あれば大葉などをあしらってできあがり

PART 3

〈生活対策集〉

目の生活習慣病をぐんぐん改善する生活習慣のコツ

正しい生活習慣が白内障や緑内障、黄斑変性、糖尿病網膜症の進行を止め、改善に導く

◆全身の健康状態が目の生活習慣病を招く

私は白内障や緑内障、加齢黄斑変性、中心性網膜炎、糖尿病網膜症といった病気を「目の生活習慣病」と位置づけています。生活習慣病とは、食事や睡眠をはじめとした生活全般から生じる病気の総称ですが、誤った生活習慣は目の病気を引き起こす原因にもなります。

糖尿病や高血圧などの生活習慣病は特定の臓器に異常が現れますが、それは体質的に弱いところに異常が出現したに過ぎず、その背景には体全体の異常があります。そうした健康状態が、目の病気として現れると、白内障や緑内障といった症状を引き起こします。これらの病気を治すには、生活習慣病が薬を飲むだけでは治らないのと同様に、原因となっている生活習慣を改め、病気が治りやすい体内環境を作る必要があるのです。

◆血行をよくすることで、目の病気を改善できる

目は脳と直結した器官であり、体の中でも大量の情報を処理する最も進化した器官と言われて

います。それだけに全身の健康状態の影響を受けやすく、精神も含めた体の内部の状態をダイレクトに反映します。そのため心身の健康を保つことは、体の病気だけでなく眼病も予防、改善することにつながります。

健康な状態を保つうえで、最大の指標となるのが血液循環です。目は体の中で唯一、血管と血液の状態を直に顕微鏡で見ることができる貴重な器官でもあります。

生活習慣に問題があり血液がドロドロしていると、血流が悪くなり、隅々の細胞まで酸素や栄養が行き渡りません。また毒素も排出されにくく、さまざまな病気の原因となり、視力も低下させます。ドロドロの血液が血管に負担をかけると動脈硬化が進んだり、もろく出血しやすい新生血管ができやすくなったりします。すると目の奥の細い血管も悪影響を受け、眼底出血を起こすこともあります。

では血行をよくし、健康になるためには、どのような生活習慣を心がけるといいでしょうか？

私が長年行っている診断に、「健康度チェック」があります（131ページ参照）。8項目の合計点が32点以上で合格ですが、それ未満であれば生活習慣に問題があります。この診断であげている8項目は、目の健康を保つために重要な役割を担っています。

実際に私のクリニックでも、生活習慣を改めることで多くの患者さんが眼病を改善しています。

たとえば糖尿病の合併症のひとつ、糖尿病網膜症です。なかでも効果的な治療がないと言われる糖尿病黄斑症を患った55才の男性は、食生活と散歩を中心とした生活習慣の改善により、症状が大きく回復しました。

黄斑は網膜のなかでも視力に大きく関わっており、症状が進むと治療が困難なうえ、視力が大幅に低下して失明に至ることもある部分です。しかし眼底写真を見ると、黄斑付近に漏れ出していた血液成分が、生活習慣を改善した9カ月の間で吸収されて、驚くほどきれいになっていきました。１３２ページ以降も参考に、ぜひ自らの生活習慣を改めてみることをおすすめします。

糖尿病黄斑症の眼底写真

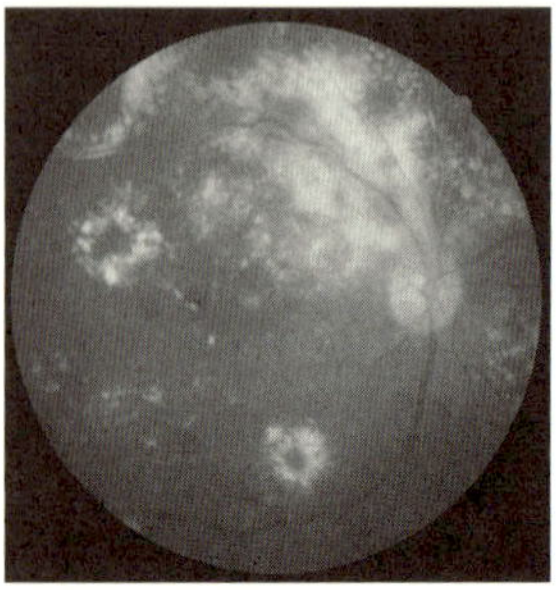

生活習慣改善前
糖尿病の合併症で、網膜の細い血管が血流障害を起こし、血液成分が漏れ出している

⇩

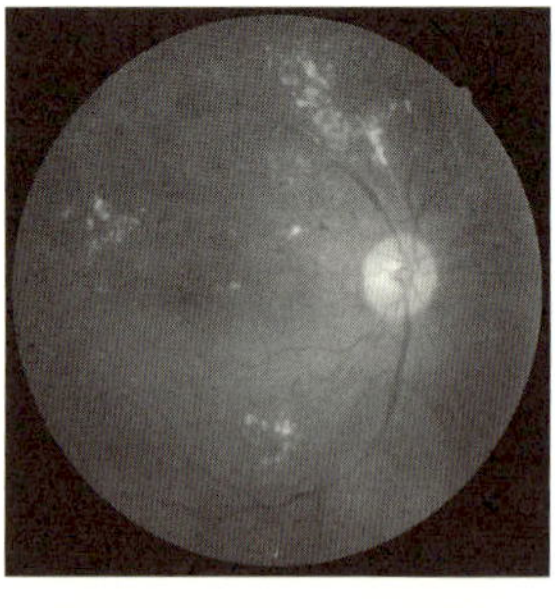

生活習慣改善後（9カ月後）
食生活と散歩を中心に生活習慣を改めたところ、約9カ月間で浮腫が消え、ここまで改善した

目の生活習慣病をよくする【健康度チェック】8項目

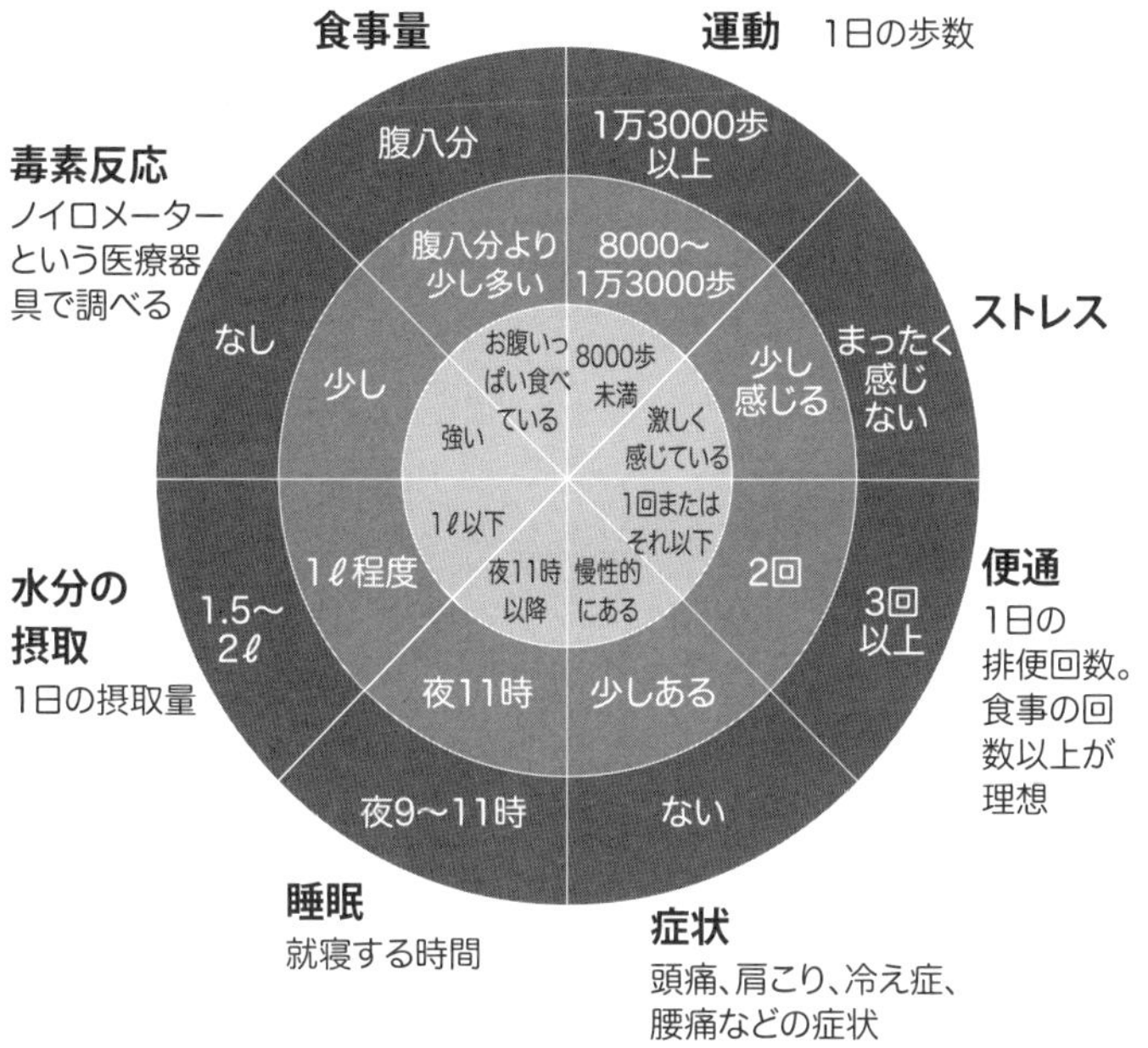

採点方法

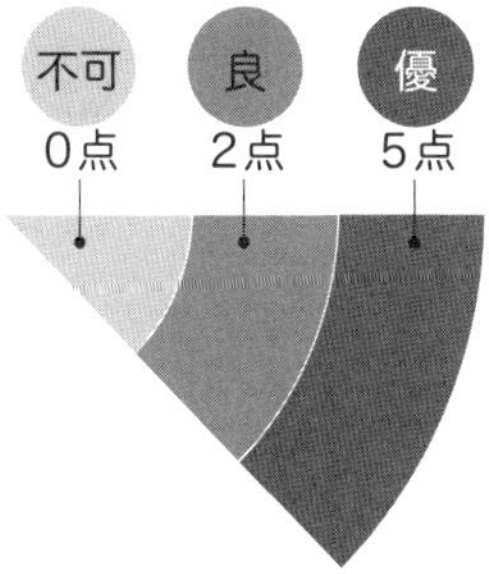

8項目の合計点が、40点満点の内32点以上であれば合格

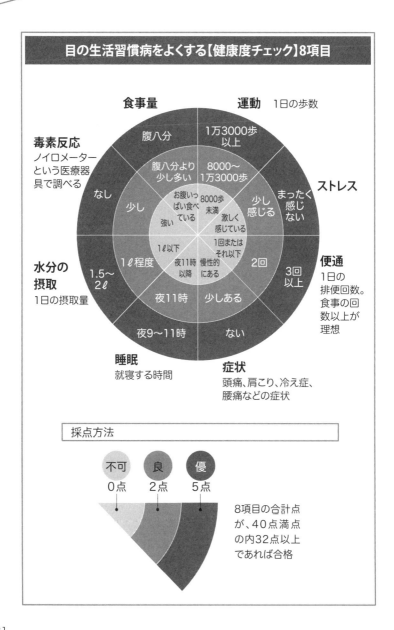

血流をよくすることが全身を健康に近づけ、ひいては視力を下げるさまざまな眼病を撃退する！

◆体調より目の状態がよいことはない

前ページの健康度チェックの評価はいかがでしたか？　32点以上が合格ですが、目に不快症状をもっている人であれば、合格点はとれなかったことでしょう。

私の患者さんも最初から合格点のとれる人はほぼいません。それほど生活習慣の乱れは目に悪影響を与えているのです。

８つの項目はどれも密接に関係していますが、まずは「運動、ストレス、便通、症状」の４つの重要性と、チェックテストで良や優になるようなコツを解説します。

眼病を治すのにとくに重要なのが、運動と食生活の見直しだと私は考えています。合格点がとれなかった患者さんにそれらを改めてもらうと、多くの人が目の症状を改善させるからです。

運動といっても、激しい運動ではストレスになるばかりか老化の原因のひとつである活性酸素を増やしてしまいます。ですから、私がすすめるのは気持ちのよいと感じる程度のスピードで、【ウォーキング】をすることです。歩数の目標を1万3000歩以上に設定し、毎日達成を目指して歩数を増やしましょう。

運動すると血液循環がよくなり、代謝もよくなるため体全体の状態がよくなって目の症状も改善されていきます。さらに、運動はストレス発散に効果的であることもわかっています。

人は強いストレスを受けると体の機能を調整する自律神経の交感神経が反応して、血管を収縮させます。それは血流を悪くさせるため、目にとって好ましくない状況ですが、【ウォーキング】などはそういったストレスの解消にもなるのです。

◆空腹時に出るホルモンが腸を動かし排便を促す

食べ過ぎの傾向にある現代人に、私は腹八分目の食生活をすすめています。きちんと空腹を感じることは大切なことだからです。脳が空腹を感じるとモチリンというホルモンが分泌されます。それに反応して「ぐぅ〜」とお腹が鳴り出し、腸が蠕動《ぜんどう》運動を始めます。するとスムーズに排便が促されるようになります。体にとって不要な物（毒素）の排出がしっかりできれば、元気になり、目も健康に近づきます。

チェックテストには症状という項目がありますが、これは、不快な症状があるかないかのチェックです。

便通・ストレス・症状も解消する

1日1万3000歩以上歩くことで、便秘・ストレス・不快症状が解消可能

足腰の痛む人は
無理のない範囲で
毎日続ける！

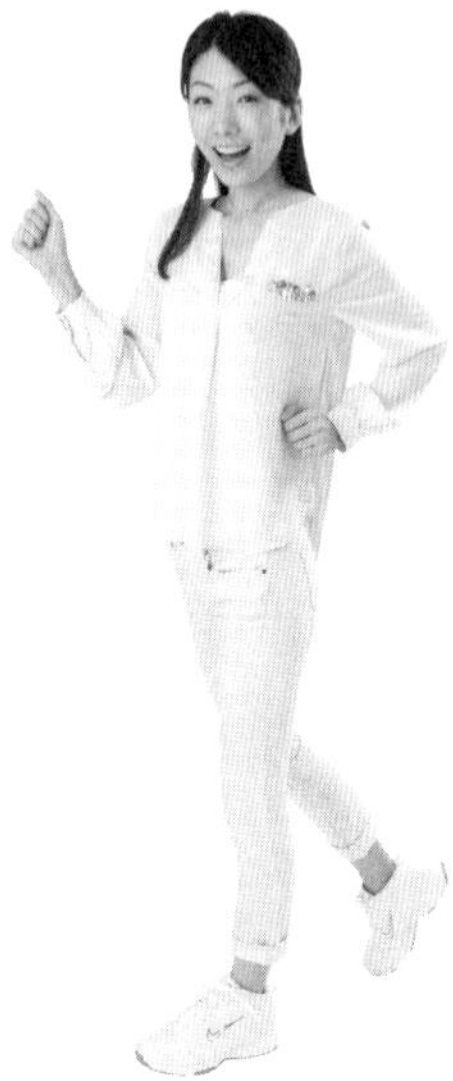

やり方

朝起きたら万歩計を身に付け、その日寝る前までに1万3000歩以上を歩くことを目標にするだけ。とはいえ、1日中室内にいたのでは決して歩けない歩数です。朝、昼、晩に30分程度、体が温まり、汗ばむ程度の速度で散歩を楽しんだり、外出時に、最寄り駅から電車に乗らず1駅歩いたりなど、取り入れやすい工夫を。歩いた後は、水分補給を忘れずに

運動も重要です。気持ちがよいと感じる程度のスピードでウォーキングをすることです。

他の項目では軒並み結果が悪かったのに、肩こりや冷え症、頭痛、疲れやすいなどの自覚症状は何もないという人は少なくありません。

症状は体の悪いところを自ら治そうとする反応です。その反応が出ないほど慢性化しているとも考えられます。

どちらにしても、すべての項目を「優」に近づける生活に変えてみましょう。

本来の体のリズムに沿った生活習慣が、血流と新陳代謝をよくし、さまざまな眼病を改善させる

◆早めの就寝時間が、細胞を入れ替え、病気を治す

人間の体には1日のリズムがあり、これを守ることで新陳代謝がよくなり、体全体の老化と病気を予防することができます。

左の図を見てください。20時から午前4時までは、古い細胞を壊して新しい細胞に作り直す時間帯で、しっかりとした睡眠をとることが大切です。十分な睡眠は、体内環境を整え、ストレスも解消します。特に大事なのが22時から午前2時です。老化を防ぐホルモンが分泌されるからです。これは入眠後1時間程度で分泌され始めるので、ホルモンの分泌が十分得られる21時に就寝するのが理想なのです。早寝を心がけると、疲れが取れやすくなるので、結果的に睡眠時間が短くても平気になり、早起きもできるようになります。

本来の体のリズム

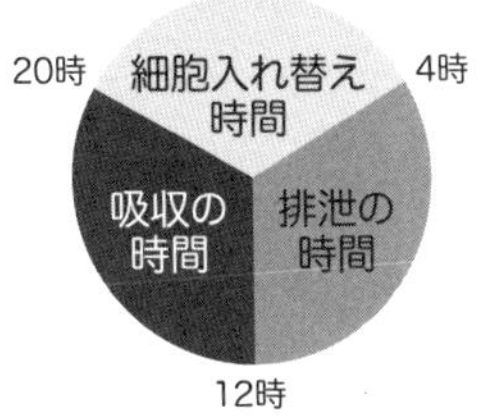

体のリズムに即した生活習慣により、眼病が改善できる

◆水分は1日1・5〜2ℓを生水や【柿の葉茶】で摂取

午前4時から正午までは、体内の毒素（有害代謝産物）を排出する時間です。毒素の約75％は排便によって排出されますが、血液循環が悪く、毒素が体にたまると、顔色が悪くなり、風邪を引きやすく、また頭痛やめまい、イライラしやすくなるといった特徴も現れます。

血液循環をよくし、毒素を排出するためには、水分を十分にとることが重要です。1日の目安としては、1・5〜2ℓをこまめにとり、尿が透明になるのが理想です。しかしカフェイン飲料を1日1杯以上摂取することはおすすめできません。利尿作用が強く、体内の水分が過剰に排泄されてしまうからです。アルコールも同様です。水分摂取に最適なのは、浄水器で濾過《ろか》した生水かノンカフェインの薬草茶です。なかでも【柿の葉茶】がおすすめです。紫外線を受けやすい目は、活性酸素が作られやすくダメージを受けやすいので、活性酸素を除去する抗酸化作用のあるビタミンCやフラボノイドを多く含んでいる【柿の葉茶】が有効なのです。

◆健康的な食生活の基本は1日2食、腹八分目

正午から20時までは体内に栄養を吸収する時間です。食事はこの時間に取るようすすめています。私は眼病治療の基本に少食をすすめています。現代人の多くは栄養を過剰摂取している傾向にあります。

水分代謝を整え、毒素を排出する
【柿の葉茶】の作り方

午前中から15時までに1日1.5～2ℓを飲むとよい

作り方

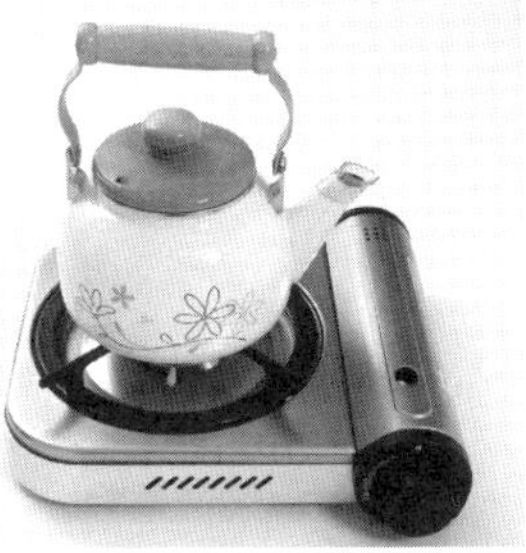

❶やかんに水を入れ、火にかけて沸騰させる

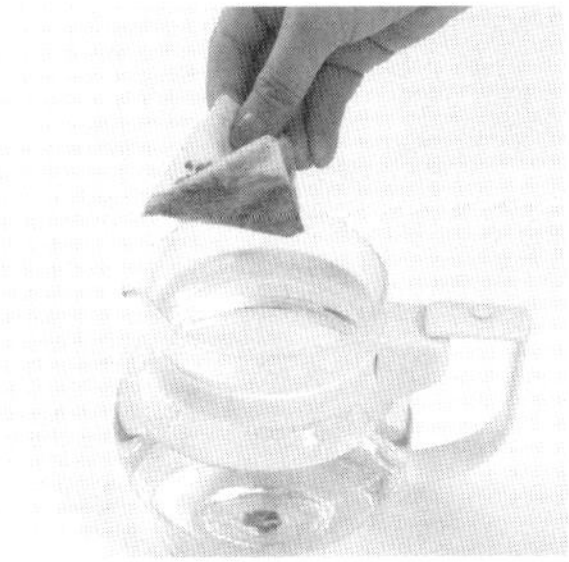

❷火を止め、ティーバッグを1～2袋入れる

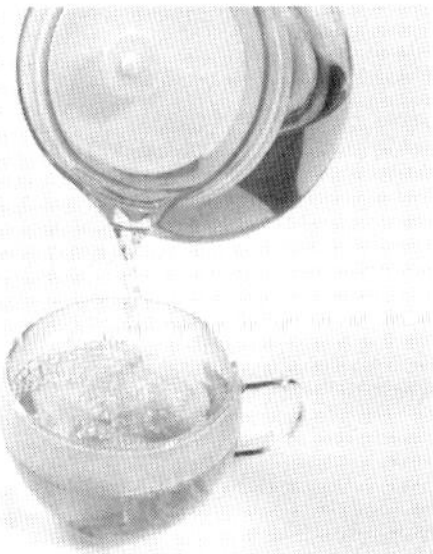

❸10～20分おいて、完成。冷やして飲んでもよい

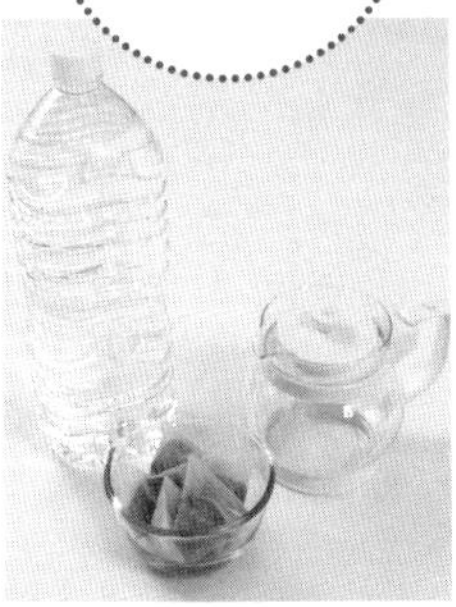

用意するもの

柿の葉茶のティーバッグ…4～8g
水…1.5～2ℓ
ティーポット

水分摂取のポイント

午前中から15時までの間、また運動をした後に積極的にとるとよい。カフェインやアルコール飲料は控え、尿が透明になるまでまめにとるのが理想。柿の葉茶は酸化を防ぐため、できるだけ作り置きせず1日で飲みきるようにする。

網膜を傷つける原因の一つは血流不足！ ストレス、寝不足、便秘など悪化要因を解消し、散歩をするだけで血流が改善！

糖尿病網膜症を改善させるワザの第一は、血流の改善。糖尿病になると動脈硬化が進むため、全身の血流が悪化します。そして網膜の血流が悪化すると、糖尿病網膜症を発症するのです。まずはこの悪化した血流を改善させなければなりません。

またストレスや寝不足、便秘、運動不足といった血流の悪化要因を取り除くことも必要です。糖尿病のほかに、このような生活習慣があると、より血流を悪化させてしまうからです。そこでまず、血流の悪化要因を取り除くことから始めましょう。

ストレスがあると交感神経が緊張し、血管を収縮させて血流を悪くします。逆にリラックスすると、副交感神経が優位になり、血管が拡張して血流がよくなります。

音楽が好きな人は、好みの音楽を聴いてリラックスするなど、自分に合った方法でストレスを解消しましょう。

睡眠不足も血流の悪化をもたらします。また日中の活動で傷ついた細胞は睡眠中に修復されます。糖尿病で傷ついた血管の細胞を回復させるためにも、質のよい睡眠が必要です。

便秘も血流の悪化要因です。便秘が続くと腸が慢性炎症を起こし、全身の血流を悪化させます。また「腸脳連関」という言葉があるのですが、脳のハッピーホルモン（セロトニン）は、腸でも作られています。そのため、腸が慢性炎症を起こすと、脳がうつ状態になり、ますます腸が動かなくなります。穀物や野菜中心の食事にして、睡眠をしっかりとり、便秘を解消しましょう。

そして血流悪化の最大要因は運動不足。これまで述べてきた血流を悪化させる要因を取り除いても、運動をしないと血流は改善しません。

また運動はインスリンの効き目をよくして血糖値を下げるために欠かせませんし、便秘の解消にもなります。

今までほとんど運動しなかった人が、30分続けて歩くだけで血流は改善します。

理想は30分の散歩を1日4回ですが、少しずつ増やしていくようにしてください。

歩くと脳からハッピーホルモンが分泌され、心地よさを感じるので、次第に散歩が好きになってくるでしょう。

なお糖尿病の人は脱水傾向があるので、散歩するときは水分を補給しながら行うことをおすすめします。

糖尿病網膜症を治すワザ1 血流の改善

糖尿病網膜症を治すには、糖尿病で悪化している血流を改善することが必要条件。ストレスや睡眠不足、便秘を解消することがポイントになります。また、血流の改善には運動が不可欠。ただ歩くだけでも全身の血流がよくなってくるので、運動習慣のない人は散歩をしましょう。

質のよい睡眠をとる

睡眠不足は血流の悪化だけでなく、脳細胞のダメージや免疫力の低下も招く。夜10時前には床につき、7時間程度眠るようにしたい

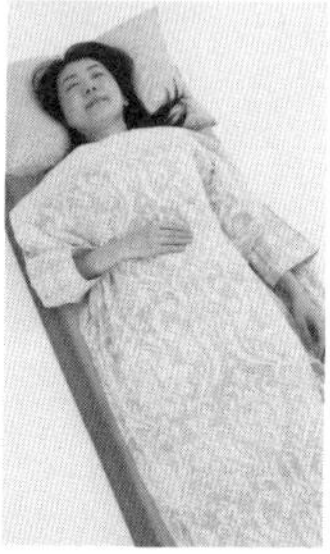

ストレスを解消する

ストレスがかかると交感神経が緊張して血流が悪化。好きな音楽を聴くなど、自分なりのストレス解消法でリラックスする時間をもつ

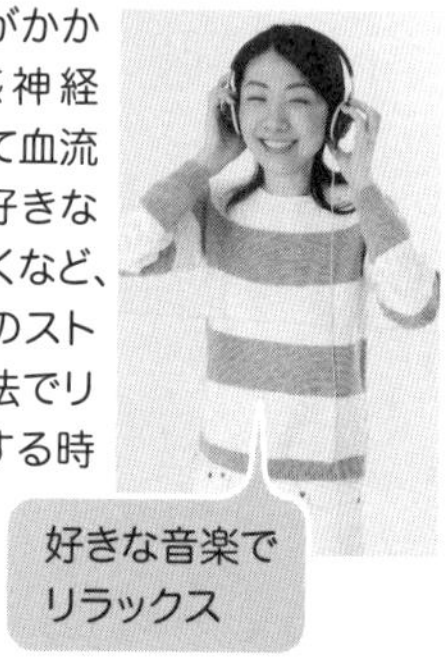

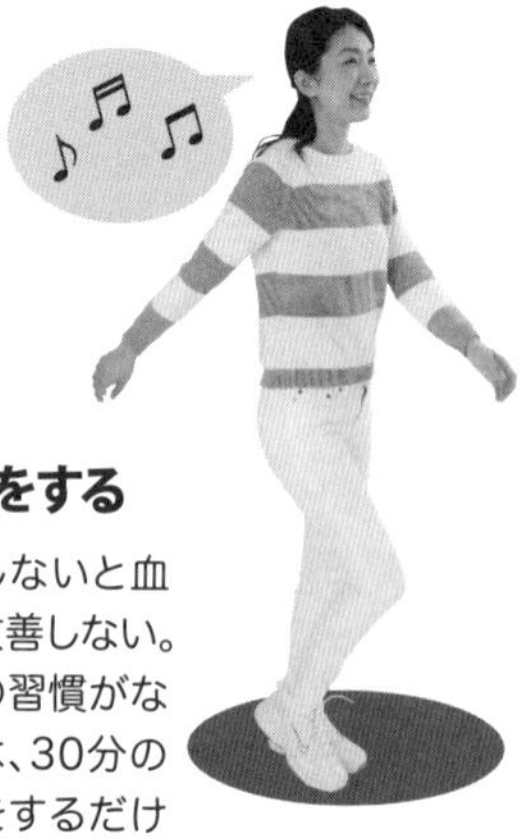

散歩をする

運動しないと血流は改善しない。運動の習慣がない人は、30分の散歩をするだけで、劇的に血流が改善。少しずつ歩く時間を増やす

便秘を解消する

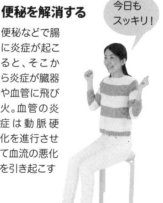

便秘などで腸に炎症が起こると、そこから炎症が臓器や血管に飛び火。血管の炎症は動脈硬化を進行させて血流の悪化を引き起こす

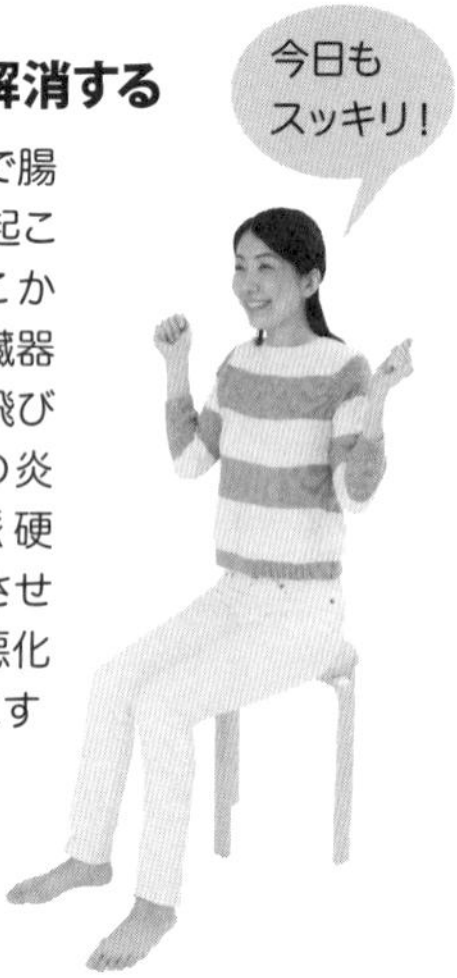

主食は食後血糖値を緩やかに上げて血管にダメージを与えない玄米に。少食は肥満解消と病気の改善に不可欠

糖尿病網膜症を改善させるワザの第二は、血糖値を下げる食事。そのために、私がすすめているのは、主食を玄米に変えることです。

白米に含まれる糖質は、腸から速やかに吸収されるため、食後血糖値が急激に上昇します。そして血糖値が急に上がると、血管がダメージを受けるのです。

これに対し玄米は、食物繊維を豊富に含んでいるため、食後血糖値は緩《ゆる》やかに上昇します。そのため、血管へのダメージが少なく、糖尿病網膜症の悪化を防ぎます。

玄米を主食にしたら、副食は野菜を中心にして、豆や魚は少なめにします。特に玉ねぎ、ごぼう、アスパラガスなどの野菜には、腸内の善玉菌を増やすオリゴ糖が多く含まれているので、努めてとりたいものです。

腸内環境がよくなれば、腸の炎症を引き起こす便秘も解消します。

しかし玄米と野菜中心の食事に変えても、食べ過ぎていては、空腹時血糖値（基準値は70～

109㎎/dℓ未満）やヘモグロビンA1c（基準値は6・2％未満）の値は改善しません。

特に糖尿病は肥満から始まることが多いので、少食にして肥満を解消しなければなりません。食事は腹八分目くらいにとどめ、お腹がパンパンにならないようにしましょう。

理想はいつもお腹に何も入っていないような状態。

空腹時には、成長ホルモンや副腎皮質ホルモンなど、病気を防ぐさまざまなホルモンが分泌されますが、満腹のときはインスリンしか分泌されません。「空腹のときに病気が治る」と考えて、空腹を楽しむようにしたいものです。

ただし糖尿病の薬を飲んでいる人やインスリン注射をしている人は、朝の空腹時に運動すると、低血糖を起こすことがあります。

こうした人は、朝の血糖値を140～160㎎/dℓぐらいにしたほうがよいので、薬を減らせるか、医師と相談してみましょう。

なお、お菓子やアルコールは控えるように私は指導しています。砂糖は血糖値を急激に上げるばかりか、中毒性があるためやめられなくなり、糖尿病網膜症を悪化させます。またアルコールは、血流を悪くするうえ、目に直接的なダメージを与えます。

この2つを控え、玄米と野菜中心の少食にすれば、糖尿病網膜症は着実によくなってきます。

糖尿病網膜症を治すワザ2　血糖値を下げる食事

血糖値を下げることも大事ですが、血糖値の急激な上昇を防ぐことも必要。血糖値の急上昇は動脈硬化を進行させ、網膜の状態も悪化します。また糖尿病網膜症を改善する最強のワザは少食。空腹でも健康を害することはないので、「お腹がすいたから食べる」という習慣を改めてみましょう。

食事は腹八分目に

腹八分目を目安に、満腹で動けなくなるまで食べない。少食は糖尿病だけでなく、さまざまな慢性疾患の予防、改善にも効果がある

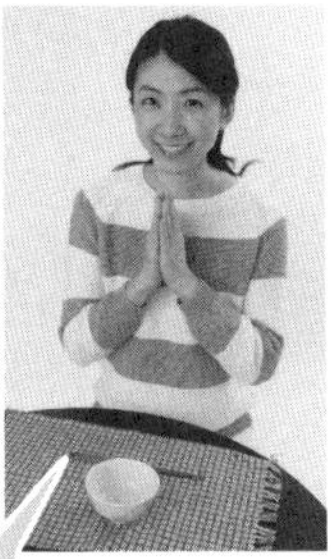

もう少し食べたいけど
ごちそうさまでした！

白米をやめて玄米に

玄米は糖の吸収が緩やかなので、血糖値もゆっくり上がり、血管を傷つけにくい。また玄米の豊富な食物繊維は便秘の解消にも最適

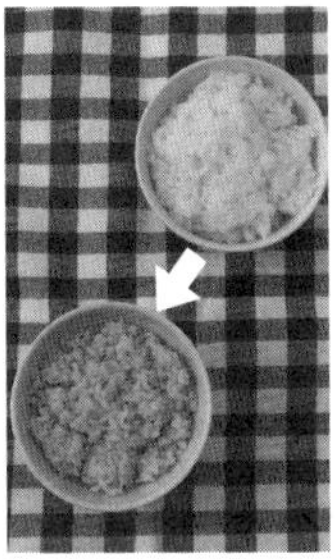

オリゴ糖の豊富な野菜をとる

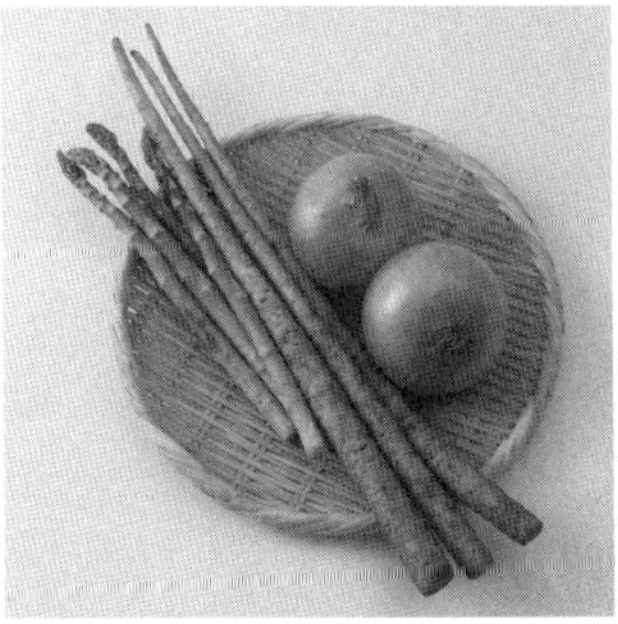

玉ねぎ、ごぼう、アスパラガスなどに豊富なオリゴ糖は、腸内の善玉菌を増やして、腸内環境を改善。便秘の解消にも効果的な野菜

お腹いっぱいよりも
空腹のほうが健康なの

空腹を楽しむ

お腹がすいていても、具合が悪くなることはない。空腹のほうが脳もよく働き、活動的な生活になる。空腹を楽しむことに慣れよう

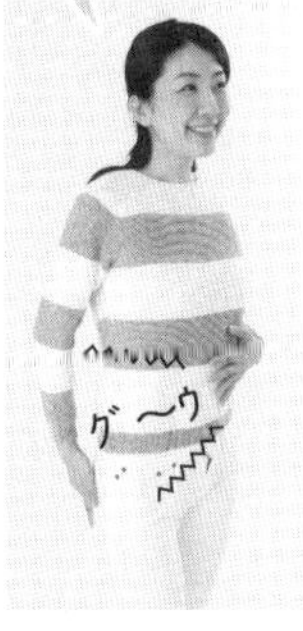

Q&A 玄米が苦手な人は？ おかずは何を食べる？ 糖尿病網膜症を治すワザ

Q 玄米が苦手ですがどうすればいい？

A 食前に発酵玄米（無農薬の玄米を特殊な方法で発酵させた食品）を食べると、食後血糖値の上昇は緩やかになります。また白米に雑穀を混ぜてもかまいません。何種類かの雑穀をブレンドした市販の雑穀米を利用してもよいでしょう。いずれの食べ方も少食が基本なので、くれぐれも食べ過ぎないように。

Q おかずは何を食べたらよい？

A 玄米や雑穀に合うのは野菜や豆腐や納豆などの大豆製品、魚などを使った和食メニューがおすすめ。それぞれのバランスは、主食を5とすると、野菜3、植物性たんぱく質（大豆製品）1、動物性たんぱく質（魚）1の割合でとるのが理想的です。

Q 水分はどのくらいとればよい？

A 糖尿病があると、一般に脱水しやすいので、1日1・5〜2ℓ、少しずつとるようにします。特に糖尿病のほか、動脈硬化や高血圧がある人は、脳卒中を引き起こすリスクが高まるので、水分の摂取が大切です。水分は生水かビタミンCが豊富な柿の葉茶などもおすすめ。

Q 朝食は抜いてもいいですか？

A 普通の人は、少食にするため朝食を抜いてもかまいませんが、糖尿病の人は血糖値の急激な変動を防ぐため、少食にしながら、1日3食規則正しく食べる必要があります。血糖値を安定させるには、運動や睡眠の時間も規則正しくしましょう。

Q 散歩はまとめてしてもよい？

A 網膜の改善には1日1万3000歩以上が効果的です。まとめて歩いてもかまいませんが、毎日続けるのは大変なので分割をおすすめしています。30分で約3000歩とすると、4回で1万2000歩、それに生活の中で1000歩程度は歩くので、達成しやすいでしょう。

A 散歩をしてはいけない人はいますか？

特にいませんが、血糖降下剤の服用やインスリン注射をしている人は、低血糖にならないように注意します。規則正しい食事であれば低血糖を起こしにくいのですが、それでも起こるようなら、内科の医師に相談してください。

日本人の失明原因の第2位

糖尿病網膜症のチェックシート

＊糖尿病と診断されたことのない人を対象にして います。糖尿病の人は必ず眼科の受診を

❶ 肥満である□

❷ 便秘気味である□

❸ 甘いものや脂っこいものが好き□

❹ 野菜をあまり食べない□

❺ お酒をほぼ毎日飲んでいる□

❻ 十分な睡眠がとれていない□

❼ ほとんど運動していない□

❽ 最近見えにくくなったと感じる□

❾ 血液検査を受けたことがない□

❿ 眼底検査を受けたことがない□

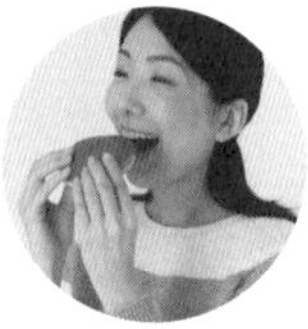

甘いものが好き

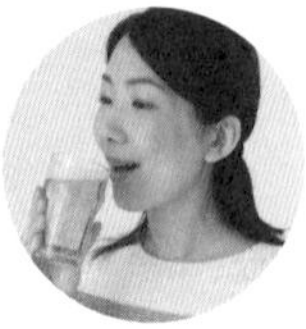

お酒を毎日飲む

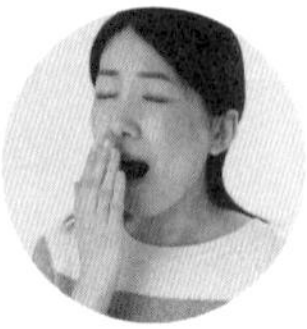

睡眠不足が続いている

2個以上……要注意
3個以上……特に注意

PART 4

白内障・緑内障・黄斑変性・糖尿病網膜症を改善するために何が必要かがわかる50問50答

〈白内障〉のここを知りたい！

Q1 どんな人が白内障になりやすいのですか？

A 白内障は、目の中の水晶体が白く濁《にご》る病気です。こうした濁りを引き起こす最大の原因は、活性酸素にあるといわれています。

目に有毒な紫外線を水晶体が大量に吸収すると、大量の活性酸素が発生します。これをビタミンCが消去しきれないと、水晶体に濁りが生じるのです。

ですから、なりやすいのは、紫外線を多く浴びる人。また、タバコやお酒をたくさんたしなむ人もビタミンC不足になりがちです。

Q2 白内障と診断されて何もしなかったらどうなりますか？

A 進行していくでしょう。白内障と診断されても、ご自分がどういうタイプであるのか教えてもらっていない人がほとんどです。

一番多いのは、皮質白内障。老人性白内障になった人の多くに見られるもので、水晶体の周りから濁ってくるタイプです。透明な部分と濁った部分が混在しています。ビタミンCを摂取すると予防効果があります。

核白内障は老眼が治ったと勘違いしやすいタイプ。真ん中から濁り始めて水晶体が厚くなり、近視の状態になります。

そのため、遠くが見えにくくなったり、逆に近くのものが見えやすくなったりするのです。進行すると、視野がかすむようになります。ビタミンCに予防効果があります。いずれも紫外線を避けるべきです。

水晶体を包んでいるカプセルのうち、後ろ面にあるものを後嚢《こうのう》といいます。この後嚢に接して水晶体に濁りが生じるタイプを後嚢下白内障といいます。後嚢下白内障は、進行が早いので要注意です。ほとんど濁っていないのに見えにくくなります。後嚢下白内障は目の炎症や糖尿病、ステロイドの副作用が原因となります。

ルテインが効きます。見づらくなったら手術しましょう。

Q3 白内障は年配者に多い病気ですか？

A 白内障の大半を占める老人性白内障は、40代後半から始まるといわれています。
発症率を見ると、55才で約15％、65才で約30％、85才で約90％、90才でほぼ100％と、年を取るにしたがって増えていきます。

とはいえ30代で発症する人もいます。その原因は、アトピー性皮膚炎患者の増加、光刺激の多い生活、食生活の乱れ、運動不足、ストレスの増加、薬剤の副作用などが考えられます。

Q4 白内障の手術は痛くありませんか？

A 麻酔しますので痛くありません。

ただ手術をするのは、生活に不便を感じる人です。絵描きや運転手など、見えにくいことで困っていれば、視力1・0でも手術をする場合があります。

ほとんどテレビしか見ないような人は、たとえ視力が0・1でもしないことがあります。日常生活に困らない人は、手術しなくてもかまいません。

0・7ぐらいで手術すると、逆に視力が落ちる可能性がありますし、なかには全く見えなくなる人もいます。

手術する前には、X線検査や採血による検査などが必要です。

その際、心臓病などに使われる抗血栓凝固剤のワーファリンを飲んでいると、手術は行いません。薬をやめてしばらく間をおいてから手術することになります。

糖尿病の場合も、糖尿病をよくしてからでないと手術はできません。状態が悪いと手術しない医師もいます。

手術時間は平均20分ぐらいです。場合によっては40分くらいかかることもあります。手術前後には甘いものを食べないように注意してください。医師の腕だけではなく、患者さんの体調も目に大きく影響します。

Q5 両目同時に白内障の手術をすることはできるのでしょうか?

A 可能ではありますが、おすすめはできません。同時にはしないのが普通です。ところが、最近は同時手術する医師が多くなっています。

同時手術は危険性が高いので、片目をやってもしも失敗したらと考えて、もう片方は慎重にすべきです。

普通は様子を見るために、片目の手術をしてから最低1週間は空けます。できれば3カ月くらい空けたほうが安全です。

手術は1回しかできませんから。

Q6 手術する際、入院しなければいけませんか？

A 入院の必要はありませんが、念のため3日程度は入院したほうが楽だと思います。

手術自体は20分程度で終わりますが、手術後30〜40分は絶対安静です。その後は歩くこともできますし、普通の食事をとることもできます。

体力に自信があり、ほかに病気がない人であれば、入院せずに日帰り手術を受けることも十分可能です。

ただし、手術後1週間は入浴できないので、汗をかきやすい夏場の日帰り手術は、あまりおすすめできません。

また、日帰り手術後1週間は、翌日を含めて3回ほど消毒と検査のために眼科に通う必要があります。通院にはかなり負担がかかるので大変です。

手術後、すぐに見えるようにはなりますが、入院しなかった場合でも、3日ぐらいは仕事を休んだほうがいいでしょう。

普通の生活は送れますし、体の負担があまりない職場だったら割合早い時期に仕事に復帰できますが、パソコンなどは目によくないので、休養だと思って休んだほうがいいと思います。激しい運動もしばらくは控えるべきでしょう。

眼内レンズは1週間でくっつきますが、レンズが安定するのに最低でも3カ月はかかるので、その間は新しい眼鏡は作れません。

Q7 白内障手術に年齢制限はありますか?

A とくにありません。

ただ、年齢が上がると、体のあちこちに問題を抱えていることが多くなります。年配の人が入院すると、認知症になりやすいということもあります。

そもそも家族が手術に反対するケースもよくあります。ただし、本人が希望すれば関係ありません。90才を過ぎても体がしっかりしていれば、手術は受けられます。

とはいえ、手術を受けるのは体力のあるうちがいいと思います。

Q8 白内障の手術に健康保険は使えますか?

A 健康保険は使えます。ただし、保険適用手術と保険適用外手術があるので、手術の際には注意が必要です。

健康保険が使えないのは遠近両用の多焦点眼内レンズの手術です。費用は片目で40万円前後ですから、両目で80万円ほどかかります。

レンズ代だけだとそれほど高くありませんが、日本の制度では診察・投薬・手術費用・レンズ代金まですべて自費になってしまいます。両目で80万円だと、なかなか払えるものではありません。

保険がきくのは、遠視か近視かどちらかを選ぶ単焦点眼内レンズの手術です。こちらは手術後も近視用、または老眼用の眼鏡が必要になります。

手術費用は検診、目薬代などを含めて20万円前後ですが、保険がきくと3割自己負担で5万円前後、1割自己負担で1万5000〜2万円程度になります。

地域によっては補助金が出るケースもあるので、確認しておきましょう。民間の保険に入っている場合は、自己負担なしで手術ができることもあります。ただし、入院などをするときは、入院諸経費が加算されるので注意してください。

保険がきかない場合でも、高額医療費に該当すれば戻ってくることがあります。

Q9 手術すると視力はどのくらいまで回復するのでしょうか？

A 眼内レンズを入れると、見える人は翌日から視力が1・5になったりします。白内障になる前の視力には戻ります。

ただし視力低下の原因が他にもある場合には、それほど視力は回復しません。

白内障になりやすい人は、紫外線もたくさん浴びているケースが多いので、黄斑変性《おうはんへんせい》にもなりやすいのです。現在では、眼内レンズに紫外線防止が施され黄斑変性になる確率は減っています。

Q10 眼内レンズは定期的に交換する必要があるのでしょうか?

A 普通は半永久的なので、ピントが違うところにある場合など以外は基本的に交換しません。

もちろん、合わない場合もあります。水晶体の中ですから、違和感を感じることはないと思います。あるとすれば、手術のときにうまくいってなくて、ずれてしまっている場合ぐらいです。

手術後10年、20年たっても、トラブルがない限り、眼内レンズの状態は変わりません。それでも合わないからと希望する場合は、眼内レンズの入れ替えをしてくれる医療機関もあります。

ただ、水晶体を取り出して眼内レンズを入れる手術の際には、角膜を数㎜切開し、そこから水晶体を取り出したり、眼内レンズを入れたりすることになります。

わずか数㎜とはいえ、何度も角膜に傷をつけることはあまり好ましいことではありませんし、場合によっては合併症を招いてしまうリスクもあるので、注意が必要です。

手術に失敗すると、眼内レンズが落ちたりすることがあります。先日、レンズがはずれたという人が当院にいらっしゃいましたが、毛様体突起が弱くて、眼内レンズが下に落ちていました。あまりそういうことはありませんが、この場合はとらないといけません。

Q11 白内障の〝濁り〟は治療すると消えますか？

A 水晶体は本来、弾力性に富んでやわらかく、透明です。しかし、水晶体に含まれるたんぱく質が酸化して変性することで、透明の水晶体に濁りが生じてきます。

その最大の原因は、活性酸素にあります。水晶体中のビタミンCが大量の活性酸素を消去しきれなくなると、濁りが生じるのです。

生じた濁りは治療でもなかなかとれませんが、生活習慣の改善によって、ほとんどの場合、視力を上げることができます。

Q12 ふだん生活で注意することはどんなことでしょう？

A 生活習慣を改めれば、ほとんどの人は脳の働きがよくなって視力がアップします。濁り自体は変わらなくても、視神経の働きがよくなって見えるようになるのです。

視覚はそもそも脳で見ているので、体の調子によって見えるものが変わります。実は鼻も見えていますが、脳が消しているのです。

実際、片目をつむって鼻を見ると見えてきます。それを自覚できないようにしているのです。体調がよくなるとほとんどの人は視力が上がってきます。

ふだんの生活でまず気をつけなくてはいけないのが紫外線です。手術すると、紫外線が余計に入りやすくなるので、強い光を浴びないようにしてください。

白内障があったから、紫外線が入りにくくなっていましたが、手術後は20代のころのように目が若返ってどっと紫外線が入ってくるのです。そのためにダメージを受けやすくなります。

眼内レンズはUVカットにはなっていますが、紫外線はどんどん入ります。手術後、黄斑変性10年発症率が約3倍になるといわれています。

これを防ぐには、野菜をいっぱい食べたり、青汁を飲んだりして、抗酸化能力を上げないといけません。網膜を若返らせることが大事なのです。

〈緑内障〉のここを知りたい！

Q13 そもそも緑内障の人はどれくらいいるのですか？

A どんどん増えています。

下の表は日本緑内障学会が1999年に行った大規模調査の結果です。岐阜県多治見市の40才以上の男女から無作為に抽出した3021人を対象に行われました。これによると、緑内障全体の有病率は5・78％になっています。

約17人に1人ですから、かなり多いといえます。この率にもとづくと、日本人全体で400万〜500万人もの人が緑内障にかかっていることになります。

■緑内障の年齢別割合

40〜49才	2.30%
50〜59才	3.02%
60〜69才	7.89%
70才以上	13.11%

Q14 緑内障で治療を受けている患者はどのくらいいるのですか？

A 10人に1人しか通院してないといわれています。

厚生労働省の調査によると、病院で緑内障の治療を受けた人は、1987年には14・4万人でした。それが93年には21・9万人、99年には40・9万人と、わずか12年で3倍近くにも増えています。

それでも４００万〜５００万人いるとされる緑内障の人のうち、わずか10％に過ぎません。

このように、治療を受けている人が少ないのは、自覚症状がほとんどなく、気づかないからです。よほど末期でないと気づきません。親が緑内障だから見てほしいというケースで見つかった例もいくつかありますが、検診で眼底検査をしたり、別の病気で眼科に来て、たまたま見つかるといった人がほとんどです。

Q15 緑内障になると、必ず失明してしまうのでしょうか？

A 必ずしも失明するわけではありませんが、進行すれば失明します。緑内障は失明に至る目の病気の1位です。

閉塞隅角《へいそくぐうかく》緑内障は急に起こりやすく、すぐ治療しないと失明するおそれがありますが、眼痛や頭痛、吐き気などの激しい症状が出るので、患者さんもたいていは早期に受診します。こわいのは開放隅角《かいほうぐうかく》緑内障です。眼精疲労くらいしか自覚症状がないので、そのまま何年も放置して、進行してしまうことが少なくありません。

Q16 なぜ多くの人が緑内障に気づかず、治療を受けていないのでしょうか？

A 緑内障は、末期にならないと症状が出ないからです。

以前は眼圧で診断していたので、簡単に見つかりました。眼圧が高くなると視神経の血流が阻害されるため、視神経がダメージを受けるといわれていたのです。

ところが現在では、眼圧が高くなる人よりも正常眼圧の人のほうが緑内障になることが多く（正常眼圧緑内障）、眼圧は必ずしも関係ないといわれています。

眼圧の正常値は10から21ミリ（水銀柱値）ですが、その範囲に入っているにもかかわらず緑内障が発症するのです。

こうしたことから、以前は見つからなかった緑内障が発見されるようになり、患者の総数も増えてきました。日本緑内障学会の調査でも、全体の7割を占める開放隅角緑内障のほとんどが眼底21ミリ以内の正常眼圧だったと報告されています。

眼圧が高くなくても、なぜ視神経がおかされて緑内障になるのか、原因はまだはっきり解明されていません。

しかし危険因子としては、①家族歴、②強度近視、③遠視、④偽落屑《ぎらくせつ》（水晶体前面、隅角、瞳《どう》孔頷《こうりょう》などに付着する白色物質)、⑤視神経乳頭部蒼白《そうはく》、⑥視神経乳頭部の左右差が大きい、⑦眼圧22ミリ以上、⑧眼圧の左右差5ミリ以上、⑨血行障害、⑩ステロイド使用歴が長い、⑪糖尿病など関連する病気、などがあげられます。

Q17 緑内障の検査はどんなことをするのですか?

A スリットランプは倒像鏡《とうぞうきょう》で眼底の検査をします。

スリットランプは、両方の目で見る検眼用の顕微鏡です。目を拡大して詳しく見ることができるので、目を立体的に観察し、目の奥行きも測定します。

倒像鏡検査は、検査員が一方の手に光源を持ち、もう片方の手に持った集光レンズを通して、患者さんの眼内に光を当てるものです。

拡大率は低いのですが、広い視野で網膜の隅々まで見ます。

Q18 高血圧だと眼圧も高くなってしまいますか?

A 高血圧と眼圧には直接の関係はありません。

血圧は血管の中を流れる血液の圧力のことで、血管が狭くなったり硬くなったりすると血圧が上がります。一方、眼圧は眼球内の房水が流れにくくなったりたまったりすると上がります。眼圧は房水の量に影響されるので、高血圧だからといって眼圧が上がるわけではありません。緑内障で眼圧が高くなるのは、血液の流れが悪いからです。眼圧が22〜29ミリで高眼圧症になり、30ミリを超える場合もあるので、25ミリを超えると薬を使って様子を見ます。

眼圧は、正常でも5ミリぐらいは変動しますし、病気だと10ミリぐらい変動します。つまり22ミリからは10を足すと30ミリを超えることになります。25ミリだと5を足して30ミリを超えるのでこの場合は薬を使います。

高血圧は眼圧に影響しませんが、こうした正常眼圧の場合は、最小血圧が低い人のほうが進行しやすいようです。

最小血圧が40ミリで、眼圧は20ミリとすると、差が20ミリになってしまいます。差が25ミリ以下だと進みやすいという医師もいます。血圧と眼圧の差がなくなってバランスを悪くし、血流も悪化させるのです。

Q19 視神経が圧迫されると、どうなるのでしょう？

A 眼圧が高くなって視神経が圧迫されると、神経が萎縮し視神経乳頭が陥凹して視野が狭くなったり、視力が低下したりします。

慢性の緑内障の場合は徐々に、急性の緑内障の場合は急激に進行します。

Q20 緑内障の治療法にはどのようなものがあるのですか？

A 血流をよくすることだと当院では言っています。水を1日1・5～2ℓ程度、少しずつ飲みましょう。

血流が悪い人には水を飲まない人が多く、逆にコーヒーや緑茶が好きな人が多くいます。1日10杯飲んだり。

カフェインには利尿作用があり、とりすぎると脱水状態になってしまうのです。コーヒーや緑茶、ウーロン茶は、厳密には水分には入れません。これらの飲み物をよく飲む人は脱水状態になりやすいので、避けてください。

患者さんはこれを知らない人が多いようです。飲みすぎると、頭痛、肩こり、腰痛、冷え症になります。

また、運動不足も大敵です。できれば1日1万3000歩以上を目標に歩いてください。2時間程度歩けば、1万3000歩に達しているはずです。

電車で通勤している人は、60分ぐらいは歩いているでしょう。私は30分4回と言っていますが、2回は通勤で、あとは朝夕少し遠回りして行き帰り1駅歩けば歩数はかせげます。

甘いものや脂っこいものが好きだったり、食べすぎやストレスが強い人も危険です。また、タバコとアルコールも厳禁。夏のクーラーもいけません。食後すぐ走れるぐらいの少食を心がけましょう。

このような日常生活の改善をしてもらうといいでしょう。

Q21 点眼薬には、どのような種類のがありますか?

A 緑内障の点眼薬は、①交感神経遮断薬、②交感神経刺激薬、③副交感神経刺激薬、④プロスタグランジン関連薬、⑤炭酸脱水酵素阻害薬、⑥ROCK阻害薬(Rhoキナーゼ阻害薬)の6つに大きく分類されます。
いずれも眼圧を下げる薬です。
①は房水の産生を抑制し、②は交感神経を刺激して、房水の産生抑制と房水の排出を促進します。③は副交感神経を刺激して房水の排出を促進。④は房水の排出を促進。⑤は炭素脱水酵素を阻害して房水の産生を抑えます。⑥は房水の排出を促進します。

Q22 治療にはいくらくらいかかるのでしょう？

A 緑内障の薬には保険がききます。

プロスタグランジン関連薬の「キサラタン」は2320円のものを1カ月に2本使います。交感神経遮断薬の「チモプトール」は1本1890円、炭酸脱水酵素阻害薬の「エイゾプト」は1本2190円。これらも1カ月に2本ずつ使います。

すべて足していくと1本ずつで6400円になります。2本ずつだと1万2800円。3割負担で3840円になります。

保険がきくから安く見えますが、けっこうな負担です。ですから、キサラタンだけつけている人もいます。

ただし、薬は一生使わないといけません。薬で眼圧が下がらないと手術になります。

手術は、だいたい3回ぐらいまで。ただ、手術をすると視力が下がることがありますから、なるべく手術しないほうがいいと思います。

手術しなくても、生活習慣を変えれば眼圧は下がっていきます。毎日散歩すると下がってきます。また、食事も大事です。玄米植物食にして、少なめにいただきましょう。

さらに、1日1・5〜2ℓの水を飲んでください。すぐには効果は出ませんが、こうした積み重ねが大きいのです。

Q23 緑内障にいい食べ物はありますか？

A 玄米植物食を食べてください。白米ではないほうがいいと思います。白米は抗酸化作用がほとんどゼロですが、玄米にはあります。

老化はさびみたいなものですが、抗酸化作用のある玄米を食べていると、さびがとれていきます。毎日、お掃除しているのと同じ。10年、20年たつと大きな差です。生の玄米には抗酸化作用がさらにあります。私も生の発芽玄米ジュースを飲んでいます。

Q24 緑内障の薬にはどんな副作用があるのでしょうか？

A 手術を3回受けても治らないケースが多いですから、薬は一生服用することになります。複数の薬を組み合わせて使うことも少なくありません。

薬が増えれば副作用が出てくることもあります。

たとえば、「キサラタン」は結膜の充血や虹彩《こうさい》・皮膚の色素沈着、「チモプトール」では徐脈、うっ血性心不全、呼吸困難、気管支けいれんなどの副作用が出るので注意が必要です。「エイゾプト」はほかの薬に比べて目や全身に対する副作用が比較的少ないほうですが、目への刺激が強いと訴える人はいます。

また減圧下降効果のある「ルミガン」にはまつ毛が長く、太く、濃くなるという一見よく思える効果もありますが、さらに上眼瞼《じょうがんけん》がくぼんでしまう副作用があります。

複数の薬を処方すると、その組み合わせによっては、副作用などで新しい症状が引き起こされる場合もあります。こわいのは、そうと知らずに次の医師が診察して、さらに2～3の薬が加わる場合です。

違う病気で受診するときは、これまでの薬を含めた治療歴や利用している健康食品を医師に必ず伝えるようにしてください。

これは目の病気に限らず、一般の病気についてもいえることです。

Q25 眼圧が上がらないようにするにはどのような点に注意すればいいでしょうか？

A 散歩すると眼圧が下がりますが、寝てばかりいると上がります。だから、午前中は高くなりやすいのです。つまり、昼寝をしない、うつぶせで仕事しないということが大事になってきます。

また、ストレスがよくないとか、ネクタイをすると悪くなるなどといいますが、これも血流を悪くするからです。

目の血流をよくするために、肩こりはすぐ解消するようにしましょう。

Q26 タバコやお酒は緑内障に悪いのですか?

A タバコは血流を悪くします。アルコールも血流を悪くするので、あまり飲んではいけません。当院では禁酒・禁煙です。

ただし、お酒は1合程度なら大丈夫です。とはいえ、1合以下で終わる人には会ったことがありません。1合以下で終われる人はふだん飲まない人です。飲んでいる人は1合では終われません。

タバコとともに、カフェインも眼圧を上げる因子になります。

興奮したり、明るいところから暗いところへ入ったり、眼底検査などで瞳を開ける散瞳薬《さんどうやく》を点眼したりして瞳孔《どうこう》が大きくなると、虹彩と水晶体の間が狭くなって房水の流れが悪くなります。

喫煙やカフェインの常用は、眠れなくなるなどの交感神経の持続的な緊張状態をつくって瞳孔を大きくするので、房水の流れを悪くして眼圧を上昇させると考えられているのです。

がんの原因でも、一番多いのが食べ物で、二番目がタバコ、三番目にお酒がきています。緑内障を改善する重要なポイントは、血行の改善です。食事の改善はもちろん、水分の十分な補給が必要です。水分は1日1・5〜2ℓ程度まで、どんどん飲みましょう。ただし、ジュースなどの嗜好飲料は水分に入れないでください。

Q27 胃薬、風邪薬を飲んでも大丈夫でしょうか？

A 普通は大丈夫ですが、閉塞隅角緑内障の人の場合、胃薬は服用してはいけません。胃薬の中には副交感神経を遮断する薬がありますが、これを服用すると散瞳します。瞳孔は普通、暗闇では拡大し、光の下では収縮しますが、散瞳の瞳孔はまぶしい光の下でも過度に広がったままになります。

開放隅角緑内障であれば、ほとんどの薬は大丈夫です。ダメなのはステロイドぐらいでしょう。

Q28 目の使いすぎは、緑内障の進行を早めますか？

A 目の使いすぎと緑内障の進行はあまり関係ありません。

閉塞隅角緑内障では細かいものを見続ける作業などを行うと、眼圧が上がって発作を起こしやすくなりますが、原発開放隅角緑内障や正常眼圧緑内障の人は気にする必要はないでしょう。ただ、目を使いすぎる人はあまり運動しないので、血流が悪いといえます。血流が悪くなると進行が早まります。

血流を悪くしないためには、次のように生活習慣を改める必要があります。

①怒りをためない

緑内障の人には、怒りを我慢してしまったり、欲求不満がたまったりして、ストレスにおちいっている人が多く見られます。怒りはなるべく抑え込まず、また言いたいことをきっちり言って、ストレスをためないようにしましょう。

②体を温め、夜11時までに寝る

緑内障の人には寝るのが遅い人も多いようです。夜寝る時間が遅くなると、自律神経が交感神経優位に傾いてきます。すると眼圧が高くなりやすくなります。夜はリラックスして、副交感神経優位になるように心がけてください。

緑内障の人は、夜になったらゆっくりお風呂に入って体を温め、11時までに寝るようにしましょう。

〈黄斑変性〉のここを知りたい！

Q29 黄斑変性はどんな人に多い病気ですか？

A 黄斑変性とは物がゆがんで見えたり、視野の中心が黒くなったり、色の識別ができなくなったりする病気です。日光をいっぱい浴びたり、タバコを吸う人に多いですね。

目の黄斑部はビタミンCが多く集まるところです。ビタミンCは天然の紫外線フィルターの役目をし、黄斑部を含む網膜の老化を遅らせます。

また、黄斑部には活性酸素も多く存在しますが、喫煙すると、体内でビタミンCを大量に消費して活性酸素を除去する力を低下させます。その結果、紫外線の量を増大させるのです。

Q30 どうすれば早く発見することができますか？

A アムスラーチャートで、格子がゆがんで見えるようになったら要注意です。

アムスラーチャートは、格子状の線を見てゆがみが見当たらないかを確認する簡単な検査です。

黄斑部に病気があると、格子がゆがんで見えてしまいます。

眼科で見つかる人の多くは、紫外線をよく浴びています。船員さんやアウトドアが好きな人、仕事で太陽を浴びている人、釣りが好きな人などです。

タバコが好きな人にも多いです。タバコを吸っていると紫外線に弱くなってしまいます。1本でビタミンCを20㎎消費します。日本人のビタミンC摂取量は1日あたり100～110㎎くらいといわれていますから、5本で赤字になってしまいますね。

目というのは、ビタミンCが非常に集まるところです。病気でない人はビタミンCがいっぱいありますが、白内障などの人はゼロになってしまいます。そもそも、ビタミンCが紫外線から目を守っています。ビタミンCの抗酸化作用がなくなると無防備になってしまうのです。

タバコを20本吸っていると、ビタミンCを1g以上とらなければいけないのですが、食べ物ではとれません。当院では患者さんには2g以上のビタミンCを出しています。

Q31 どのような治療法がありますか？

A 抗VEGFのルセンティスを注射する方法です。抗がん剤で、新生血管の産生を抑制します。これにより、視力が少しずつ上がっていきます。ただし、1カ月1回で15万円かかるうえに、ずっと注射し続けないといけないのがネックです。
最初の3回は毎月しますが、その後はなるべく期間を空けます。空けたら当然視力が落ちるので、2年間に7回程度にするのがいいといわれています。2年間に4回程度だと視力は落ちやすくなります。

Q32 ほかにどのような対応策がありますか?

A 効果的な治療法はありません。レーザー治療は、視力が落ちるので、今は減っています。

となると、生活習慣の改善しかありません。黄斑変性は昔から欧米に多い病気で、日本には30年前までほとんどありませんでした。日本人も欧米の人と同じような生活になっていった結果、同じ病気を発症するようになったのです。

昔の欧米人の食事の特徴は、甘いもの、脂っぽいもの、肉と乳製品。そして大食す

■玄米と精白米の主な食品成分(可食部100g)

成分	玄米	精白米
エネルギー	350kcal(1,464kJ)	356kcal(1,490kJ)
水分	15.5g	15.5g
たんぱく質	6.8g	6.1g
脂質	2.7g	0.9g
炭水化物	73.8g	77.1g
灰分	1.2g	0.4g
カリウム	230mg	88mg
カルシウム	9mg	5mg
マグネシウム	110mg	23mg
食物繊維総量	3.0g	0.5g

(『五訂 日本食品標準成分表』による)

ることです。また、夜ふかしも多くて夜食も多い傾向があります。

つまり、そういう食生活をやめればいいということです。

そこで、当院では和食、玄米植物食を少食でいただくことをすすめています。玄米の成分分析表を見ると、バランスのとれたすぐれた食品であることがわかります。

こうして生活習慣を改善することで、0・04だった視力が0・6になった患者さんもいます。

Q33 黄斑変性の原因とされる〝新生血管〟とはどのようなものですか？

A 黄斑変性などで眼底出血を起こすと、網膜や虹彩の血流が悪くなります。そうすると、網膜や虹彩に栄養を与えようとして新生血管ができるのです。

血流が悪いとできますが、もろい血管ですからすぐ破れます。つまり、簡単に出血するという欠点があるのです。

この新生血管を消すには、血流をよくする必要があります。そのためには、少食にして散歩するのが一番です。

Q34 黄斑変性をそのまま放置するとどうなりますか？

A 失明第4位の病気ですから、失明することがあります。

周りは見えますが、真ん中が見えなくなります。見たい顔が見えなくなるのです。

視力に最も関係している黄斑部は、体の中で最も代謝が活発で、活性酸素も一番多くつくられています。そのため、血液循環の依存度が高く、抗酸化物質のビタミンCやミネラルの亜鉛を必要とします。

ビタミンCは、紫外線から黄斑部を守って網膜の老化を防ぎます。亜鉛が不足すると、黄斑部を含む網膜は変性します。実際、黄斑変性の人が亜鉛をとっていると視力が安定しますし、なかには改善する人もいます。

加齢黄斑変性は、網膜の中でも、ものを見る中心部の黄斑部に異常な血管である新生血管が侵入してきて、むくみや出血を起こし、さらにそれが増殖することで黄斑部がおかされ、視力が低下してくる病気です。

患者数は70万人といわれています。

■ビタミンCと亜鉛を多く含む食品

ビタミンC	亜鉛
パセリ、ブロッコリー、芽キャベツ、乾のり、レモン、しし唐辛子、ピーマン、いちご、キウイフルーツ、かぶの葉、小松菜	かき(貝)、あまのり、きな粉、ふ、カシューナッツ、たらばがに、アーモンド、ごま、さざえ、ひじき、干ししいたけ、玄米

〈糖尿病網膜症〉のここを知りたい！

Q35 糖尿病で失明するって本当ですか？

A 進行すれば失明します。

緑内障に抜かれて2位になっていますが、患者数が減っているわけではありません。年間3500人が失明し、足の切断に至る人は3000人に上るといわれています。

糖尿病は全身の血管病なのです。脳卒中になって、心筋梗塞になって、網膜症になって、腎症になったりします。それを防ぐには、血流をよくしないといけません。そのためには、散歩がいいと思います。

Q36 糖尿病網膜症の自覚症状はどのようなものですか？

A 糖尿病は、血糖値が高くなって全身の血管に異常が起こる病態です。とくに、目、腎臓、神経に合併症が起きますが、血流障害が原因となります。目では出血があらわれてきます。

糖尿病による血行障害が網膜に起こるのが、糖尿病網膜症です。進行具合によって、次の3段階に分けられます。

①単純網膜症

血糖値が高い状態が続くと、網膜の毛細血管がもろくなったり、出血を起こしたりします。網膜上に点状の出血や白斑などが生じますが、自覚症状はほとんどありません。

②前増殖網膜症

血糖値が高い状態がさらに続くと、毛細血管は酸素や栄養が不足します。点状出血や白斑の数は増加しますが、自覚症状はまだほとんどありません。

③増殖網膜症

酸素や栄養不足の状態を解消するため、網膜に新生血管が生じます。新生血管はもろいため出血しやすく、大出血を起こすことも。網膜が出血すると、視力低下を招いて見えにくくなります。飛蚊症の症状もあらわれます。

血糖値が検診でひっかかっても、自覚症状がそれほどないので、10年ぐらい放置しておく人が多いのが特徴です。

Q37 糖尿病網膜症の合併症にはどのようなものがありますか？

A 網膜症は糖尿病の合併症だといわれていますが、私は網膜症自体が本体だと思っています。

糖尿病は、全身の血管病です。血糖値がただ上がるだけの病気ではありませんから、血糖値だけを下げても治りません。治るのなら薬で治るはずです。

ですから、食事を減らして運動も一緒にすることが大切です。少食にして散歩すれば、よくなります。穀類を少し食べて、散歩をすることです。

Q38 日常生活でできる改善法はありますか？

A 日常生活でできることは、たくさんあります。そもそも、食べすぎで運動不足だと、糖尿病になりやすくなります。

まず、間食・夜食をやめましょう。これが実行できたら腹八分目を実行します。並行して散歩などの運動をします。

散歩は徐々に歩数を増やしていってください。目標は1万3000歩以上です。

これらを続けていくと、適正体重になってきます。体重が適正になると、90％の人は、血糖値が下がり、正常値になります。

当院では、適正体重は次のように求めています。

運動している人、筋肉がある人：ＢＭＩ22で計算して求める

運動しない人、筋肉があまりない人：ＢＭＩ20で計算して求める
たとえば、身長１６０cmであまり運動しない人の適正体重は、20×１・６×１・６＝51・２(kg)ということになります。自分の適正体重を目指して取り組めば、課題は具体的になります。

Q39 どのような検査を行いますか？

A まずは眼底検査が普通です。
あとは造影剤を入れてする検査。新生血管があるかを見ます。造影剤の場合は、ショックを起こす人がいるので注意が必要です。それほど多くはありませんが、とくにアレルギー歴や心疾患がある人は副作用が出やすいので、要注意です。

Q40 眼底出血とはどのような状態なのでしょうか？

A 血流が悪くなると、血管が破れて破綻し、出血します。糖尿病網膜症を10年放置すると半分ぐらいの人が眼底出血を起こすので、血糖値が高いからなるともいわれています。
その原因としては、肥満と高血圧の増加、そしてコレステロール値の上昇による動脈硬化があげられます。

高血圧や動脈硬化が進むと血管がもろくなり、脳血栓や脳梗塞、脳出血を起こしやすくなります。すると、脳の続きである目の網膜の血管も出血しやすくなり、眼底出血が起こるのです。高血圧や動脈硬化が増えている現状を見ると、眼底出血はなかなか減りそうもありません。

こうした高血圧や動脈硬化などは、高たんぱくで高カロリーの食生活、運動不足、ストレス過剰などの生活習慣によってもたらされたものです。したがって、食事と運動で治せば、動脈硬化もずいぶん減ると思います。

ただ最近は、生活習慣病のほかに、不整脈や脳梗塞の治療薬が原因で眼底出血が発症するケースも増えています。不整脈や脳梗塞の治療薬であるワーファリンやアスピリンの投与量が多すぎたりすると、血液が固まりにくくなって出血しやすくなるからです。

Q41 眼底検査にかかる費用はどのくらいですか?

A 検査自体の費用は、1000円以内の自己負担額になるのが普通です。実際には、500〜700円程度になります。

ただ、眼底検査だけというのはできません。視力を測ったり、点眼したりします。初めての病院なら初診料もかかります。散瞳検査を含めても保険が適用されるので、2000円程度ですみます。

Q42 糖尿病網膜症を治す方法はありますか？

A 少食にして運動することをおすすめします。

少食にして運動すると、出血や白斑がだんだん薄くなっていき、最後は消えてしまいます。

少食にしてやせるぐらいになると、エネルギーが足りなくなります。足りなくなると人間は筋肉や骨、血液をエネルギーに変換していきます。ところが運動をしていると、筋肉や骨、血液が必要になるので、筋肉などを減らせません。

そこで、どこか余っているところがないかと、体が探すのです。

出血や白斑はいらないものですから、そこから減らしていきます。そういうふうに体に思い込ませれば治療はうまくいきます。

運動しないでただ食事を減らすだけだと、全然よくなりません。ただ栄養失調になるだけ。必ず少食と運動、それが両輪なのです。

食事を減らすとストレスがたまります。そのストレスをとるためには睡眠が一番必要です。

人は寝ている間にストレスをとっていますから、早く寝ないといけません。できれば毎日、夜

9時には寝て、自然に起きる生活を送ることです。

病気になったら9時に寝なければいけません。入院すると消灯は9時ですから、病気が治りやすくなります。起床時間は自然に起きられる時間が一番です。

Q43 どのような治療法がありますか？

A 網膜症が進むとレーザー治療が行われます。血流の悪い部分にレーザーを照射します。網膜の中心部以外は全部焼いて黄斑部の血流をよくしようという方法ですが、なるべくレーザー治療は最小限にしたほうがいいと思います。

さらに増殖網膜症まで進行すると、硝子体手術が行われます。

手術をして濁りを除けば見えるようになりますが、再出血を起こす可能性が高く、手術を繰り返すとだんだん見づらくなります。

Q44 高血圧性網膜症とは、どんな病気ですか？

A 高血圧性網膜症は、高血圧を引き起こす抵抗血管の収縮が極限状態になることで起こります。
このような状態になると、網膜の細動脈の下流にある毛細血管が血液不足におちいって、詰まったり破れたりします。

さらに、下流の静脈系の血管にもほぼ同様に変化があらわれます。

その結果、出血やむくみ、小梗塞が起こり、網膜は機能障害を起こして、場合によっては部分的に壊死《えし》するところもできてしまうのです。

このように、動脈が硬くなってきて出血しやすくなる病気ですが、動脈硬化では多く見られます。血管の流れが悪くなってくると糖尿病のようになりますが、日本ではそれほど多くは見られません。

目の血管が硬くなってくると、脳の血管も硬くなるといわれていますから、脳卒中の危険も出てきます。

網膜静脈分枝閉塞症による、静脈の出血の原因になります。

また、網膜動脈閉塞症や虚血性視神経症など、視力を低下させる病気の要因にもなります。これらを予防するためにも、全身的な治療が必要です。

〈飛蚊症・老眼〉のここを知りたい！

Q45 飛蚊症の硝子体出血とはどのような状態なのでしょうか？

A 硝子体は、細かい線維でできるゲル状の物質で、眼球の中に満たされています。光が通りやすく、眼球の形を保つのに役立ちます。

硝子体出血とは、網膜やブドウ膜の出血が硝子体腔の中に流れ込んだ状態をいいます。出血が少ないときは、硝子体の中の出血が網膜に影を落として、飛蚊症《ひぶんしょう》を自覚します。大量のときは、光がさえぎられて、霧視《むし》（視野に霧がかかったように見える状態）や視力の低下を招きます。

Q46 飛蚊症の対応策はどのような方法がありますか？

A 年を取ったり、病気などによって、硝子体の中に細かな線維が集まって硝子体が濁るようになることがあります。その線維の影が網膜に映って蚊が飛んでいるように見えるのが、飛蚊症です。

ところが、最初は意外と自覚症状がなく、なかなか気づかなかったりもします。急に蚊が飛ぶように見えだしたら、すぐに眼科の診察を受けましょう。網膜剥離や眼底出血が原因であれば、早期発見につながり、視力障害を防ぐことができます。

飛蚊症のもうひとつの原因は、硝子体の老化にあります。

この老化を改善するには、治療は効果がありません。ビタミンCなど、抗酸化物質が含まれる野菜を多くとることが必要です。抗酸化物質を大量にとることができれば、硝子体の濁り自体はなくならなくても、網膜の機能を高めることで、飛蚊症を感じなくなることがあります。

また、ビタミンC以外にも、レシチン、ルテインなどに効果が見られるので、こうしたサプリメントを必要に応じて利用するといいでしょう。

血流や水分代謝の改善を目的に、食事療法を基本にした生活改善を行えば、飛蚊症は解消されていくはずです。

Q47 遠視の人が老眼になると、近くはどう見えるのでしょうか?

A 近くのものはもっとピントがずれてしまうので、さらに見えづらくなります。遠くも見づらいし、近くはもっと見づらいのです。

遠視の人は遠くも合いませんが、近くはもっと合いません。

遠視気味の人のほうが、早く老眼を訴えます。近視の人はあまり訴えません。眼鏡をはずせば見えますから。

近視の人でも、遠くにピントを合わせたときに、近くが見えないと老眼です。

Q48 老眼を改善する方法はありますか？

A 体調がいい状態が続いていれば老眼になりにくく、逆にふだんからお酒を飲んでいる人や寝不足の人はなりやすくなります。

したがって、お酒を飲まない、夜ふかしをしない、運動をするなどして、体調を整えることが大切です。体調がよくなると近くが見えますし、お酒を飲んだり、寝不足で体調が悪いと見えません。

体調や目のコンディションは、次のようにして整えます。

①目の食事療法をする

玄米、野菜、海藻を中心にした玄米植物食をとると、全身を流れる血液がきれいになります。

②運動をする

③ふだんは夜11時までに寝るようにし、早く起きる

④血液循環療法や目のツボ刺激を行う

眼窩骨《がんかこつ》の際を指で押したり、目の周りにあるツボを刺激すると、血流がよくなります。

⑤漢方療法を行う

⑥3D（立体）の写真を見て、老眼を緩和する

両眼の視線を平行にする平行法と、両眼の視線が交差する交差法があります。

⑦3点凝視をして、ピントを合わせる訓練をする

近点、少し近点、遠方の3つの点を見つめる方法です。

Q49 レーシック手術を受けると老眼になるのが早くなるのでしょうか？

A レーシック手術によって近視の人を正視にするわけですから、老眼にはなりやすいといえます。

実は、近視の人のほうが老眼を感じにくいのです。D（ジオプター）は近視の強さをあらわす単位ですが、3D（33㎝までピントが合う）ぐらいだったら、近視のほうがお化粧もしやすいはずです。

老眼になるとお化粧はしにくいと思います。軽い近視のほうが生活しやすいのではないでしょうか。

現段階では、レーシック手術で水晶体の弾力性の回復はできないので、老眼は治せません。

Q50 老眼になると近視が治るというけど、本当ですか?

A 近視の眼鏡のほとんどは、レンズの度数が弱めにつくられています。眼鏡は目から離れた位置にレンズがあるため、ものが小さく見えるからです。

近視が強くなればなるほど弱めの程度も大きくなって、その分近くが見やすくなります。したがって、近視の人は老眼にならないというわけではなく、こうした眼鏡の特性から老眼を自覚しにくくなるのです。

もちろん、眼鏡をはずせば近くはよく見えます。

一方、目と密着するコンタクトレンズの場合は、一般に近視の度数で矯正することが多いので、近くが見づらいという欠点があります。

そのため、眼鏡に比べて老眼を自覚しやすくなります。

このように、近視の人が老眼になると、視力が回復するということではありません。

ちなみに、コンタクトレンズにも遠近両用のものがあります。

遠近両用コンタクトの成功率は、かなり向上しています。成功する人は、今までソフトコンタクトをトラブルなく使った経験があり、遠近両用コンタクトを実際に試してみて違和感なく使える人です。

もうすぐほとんどの人が満足して使えるようになりそうです。

た行

な行

は行

ま行

や行

ら行

わ行

索引

◆著者紹介
山口康三（やまぐち こうぞう）
神奈川県出身。1981年、自治医科大学医学部卒業。横浜市立市民病院、神奈川県立厚木病院、神奈川県立藤野診療所勤務を経て、1991年に回生眼科を開院。日本眼科学会認定専門医、日本東洋医学会専門医、日本綜合医学会副会長、血液循環療法協会顧問を務める。食事や運動、睡眠などを綜合的に対処する治療法「目の綜合医学」を考案し、確立。以来、3000人以上の治療を行い、成果を上げている。また、この治療法を医療従事者や一般の人にまで、全国に広める活動も行っている。

◆レシピ・料理製作
落合貴子（フードコーディネーター）

Staff
装丁デザイン／轡田昭彦＋坪井朋子
本文デザイン／高橋秀哉　高橋芳枝
イラスト／高橋枝里
編集協力／日下部和恵
校正／鈴木富雄
編集担当／長岡春夫（主婦の友社）

視《し》力《りょく》回《かい》復《ふく》博士《はかせ》　絶《ぜっ》対《たい》おすすめ!
［山《やま》口《ぐち》式《しき》］自力《じりき》で白《はく》内《ない》障《しょう》・緑《りょく》内《ない》障《しょう》・黄《おう》斑《はん》変《へん》性《せい》を治《なお》す本《ほん》

令和元年９月30日　第1刷発行

著　者　山口康三《やまぐちこうぞう》
発行者　矢﨑謙三
発行所　株式会社主婦の友社
〒101-8911　東京都千代田区神田駿河台2-9
電話（編集）03-5280-7537
（販売）03-5280-7551
印刷所　大日本印刷株式会社

ISBN978-4-07-438593-5